Psychosomatische Krankheitsbilder
in der Praxis

Rudolf Liesenfeld

Psychosomatische Krankheitsbilder in der Praxis

mit einem Geleitwort von Kurt Heinrich

2., überarbeitete Auflage

Walter de Gruyter
Berlin · New York 1989

Dr. med. Rudolf Liesenfeld
Arzt für Neurologie und Psychiatrie · Psychotherapie
Solenanderstraße 26
D-4000 Düsseldorf 1

CIP-Titelaufnahme der Deutschen Bibliothek

Liesenfeld, Rudolf:
Psychosomatische Krankheitsbilder in der Praxis / Rudolf Liesenfeld. Mit e. Geleitw. von Kurt Heinrich. - 2. Aufl. - Berlin ; New York : de Gruyter, 1989
ISBN 3-11-011913-7

Satz: Buch- und Offsetdruckerei Wagner GmbH, Nördlingen. – Druck: Gerike GmbH, Berlin. – Bindearbeiten: Dieter Mikolai, Berlin. – Umschlagentwurf: Rudolf Hübler, Berlin.

Für meine Söhne Oliver und Marcus

Geleitwort

Das Stichwort Psychosomatik wird zur Zeit viel zitiert. Kaum jemals wird in ärztlichen, aber auch in gesundheitspolitischen bzw. journalistischen Verlautbarungen bestritten, daß es für die Theorie und Praxis der Medizin von großer Bedeutung ist. Dieser affirmativen Haltung in der Öffentlichkeit steht nicht selten eine gewisse Verlegenheit bei der Benennung realer psychosomatischer Zusammenhänge und Störungsformen gegenüber. Die allgemeine Zustimmung, die die Feststellung des ursächlichen Zusammenhanges zwischen psychischen Störungen und organischen Funktionsbeeinträchtigungen findet, kann über die Vordergründigkeit des Gebrauchs des Schlagworts Psychosomatik hinwegtäuschen.

Es ist angesichts dieser Situation zu begrüßen, daß der Verfasser der „Psychosomatischen Krankheitsbilder in der Praxis" eine pragmatische Beschreibung psychosomatischer Syndrome vorlegt, die klar erkennbar für die unmittelbare Nutzanwendung in der Praxis geschrieben wurde. Dem Verfasser ist zu bescheinigen, daß er der Versuchung zur ausufernden und damit möglicherweise widersprüchlichen Darstellung theoretischer Grundlagen zugunsten einer Beschränkung auf das Notwendige entgangen ist. Der praktizierende Arzt findet in dem Buch eine übersichtliche, komprimierte Darstellung der Theorien und Grunddaten der psychosomatischen Medizin. Es wird schon auf den ersten Seiten erkennbar, daß der Leser sich nicht nur in einem allgemeinen Sinne orientieren soll, er soll darüber hinaus Handlungsanweisungen ableiten können, die ihn in der konkreten Patient-Arzt-Beziehung befähigen, Hintergründe und Ausprägungsformen psychosomatischer Störungen zu durchschauen und danach differentialtherapeutische Maßnahmen durchzuführen. Die Selbstverständlichkeit, mit der der Verfasser das Zusammenspiel konstitutioneller, biographischer, psychischer und somatischer Faktoren beschreibt, ist wohltuend, nicht zuletzt auch deshalb, weil Psychosomatik nicht in denunziatorischer Vereinfachung gegen die Körpermedizin ausgespielt wird. Es fehlt jede ideologische Voreingenommenheit, der psychosomatisch denkende und handelnde Arzt muß nicht das Gefühl haben, somatologische Diagnostik und Therapie nur schlechten Gewissens betreiben zu können.

Der psychosomatischen Medizin kann nichts Besseres geschehen als in dieser selbstverständlichen Weise als integrierter Bestandteil der Gesamtmedizin aufgefaßt und beschrieben zu werden. Die Überfrachtung psychosomatischer Darstellungen mit Theoremen hat in der Vergangenheit immer wieder einmal Barrieren gegen die angemessene Verbreitung entsprechender ärztlicher Praktiken aufgebaut. Es ist nicht zuletzt diesem Umstand zuzuschreiben, daß der Psychosomatik von nicht wenigen Ärzten eine Esoterik zugeschrieben wurde, die der selbstverständlichen Verwirklichung einer psychosomatischen Praxis im Wege stand. Eine recht verstandene psychosomatische Medizin darf sich nicht als eine Zaubermethode verkennen, die sich im Besitz des Schlüssels zur Lösung aller medizinischen Leib-Seele-Probleme wähnt. Gerade der psychosomatisch diagnostizierende und behandelnde Arzt muß in hohem Maße zur Selbstkritik befähigt sein, da er im entgegengesetzten Falle in eine Guru-Haltung abgleiten könnte, die für sein ärztliches Selbstverständnis und für seine therapeutische Wirksamkeit höchst schädliche Folgen haben müßte. Es entspräche auch einem gelegentlich modisch kultivierten Mißverständnis, in psychotherapeutischen Interpretationsweisen und -techniken allzuständige Methoden zu sehen, die bei allen menschlichen Krankheitsbildern mit Erfolg angewandt werden könnten. Die Durchführung einer methodisch definierten Psychotherapie darf nicht verwechselt werden mit einer allgemeinen psychotherapeutischen Haltung des Arztes, letztere ist immer notwendig, die erstere ist nur nach differentialindikatorischer Abwägung anzuwenden. Wenn mit Recht von der medikamentösen Behandlung festgestellt wird, daß so gut wie immer mit der Möglichkeit von Nebenwirkungen zu rechnen ist, so gilt dies grundsätzlich auch für jede Form der Psychotherapie. Auch diese Behandlungsart hat Nebenwirkungen, im übrigen setzt sie beim Patienten ein erhebliches Maß an eigener kooperativer Anstrengung voraus. Nicht jeder Patient ist zu einem gegebenen Zeitpunkt in der Lage, in seinem Krankheitsprozeß die Belastungen einer solchen Mitarbeit auszuhalten.

Das richtige Verständnis der psychosomatischen Medizin führt auch zur Anerkennung der Angemessenheit körperlicher Behandlungsmethoden. Eine ausgeglichene Psychosomatik läßt es selbstverständlich und realistisch erscheinen, sowohl psychische wie auch körperliche Vorgänge durch Psychotherapie und Somatotherapie beeinflussen zu wollen. Eine die leiblichen und seelischen Gegebenheiten des Menschen berücksichtigende Erkennung und Behandlung von Krankheiten setzt eine bewußt eklektische Handlung voraus, die sich nicht in einem unfruchtbaren Entweder-Oder verliert, sondern die Natur des Menschen ganzheitlich begreifen läßt. So verstandene Psychosomatik ist deshalb auch nicht gegen die Körpermedizin ausspielbar, sie ist ein selbstverständlicher Bestandteil der Medizin, in die sie sich ohne Anspruch auf Suprematie einordnet.

Es ist ein Vorzug des von R. Liesenfeld erkennbar aus der praktischen Erfahrung heraus geschriebenen Buches, daß alle diese Gesichtspunkte in einer dem praktisch tätigen Arzt angemessenen Komprimiertheit dargestellt werden. Psychologische, somatologische, psychotherapeutische und pharmakotherapeutische Aspekte erfahren ihre angemessene Würdigung. Der ärztliche Leser wird auch ganz sachlich informiert, wann der Zeitpunkt eintritt, zu dem er die Unterstützung durch einen spezialisierten Kollegen suchen soll. Ärztliche Allmachtphantasien können so erst gar nicht aufkommen.

Das Buch wird gerade wegen seiner Nüchternheit und Sachlichkeit zur Verbreitung psychosomatischen Denkens und Handelns in der Medizin beitragen.

Düsseldorf, im November 1986 Kurt Heinrich

Vorwort zur 2. Auflage

Die Notwendigkeit einer zweiten Auflage gibt mir Mut zu der Annahme, daß die bisherige Darstellung von Diagnostik und Therapie psychosomatischer Störungen für den praktisch tätigen Arzt verwertbar war, auch wenn man ihr eine gewisse Vereinfachung und Simplifizierung anlasten muß.

Es hat sich aber bei allen bisherigen Fortbildungsveranstaltungen gezeigt, daß in der Praxis zu wenig Erfahrung und Wissen über Diagnostik und Therapie psychosomatischer Störungen vorliegt.

Daher sollen in diesem Buch vorwiegend die allgemeinen psychosomatischen Störungen dargestellt werden, während die echten psychosomatischen Krankheiten einer gezielteren Darstellung vorbehalten bleiben sollen.

Das Buch wendet sich daher vorwiegend an den praktisch tätigen Hausarzt. Da dieser aus Zeitnot und wegen fehlender Erfahrung schneller zu Psychopharmaka greift als zu verbalen Therapiemethoden, wird den Problemen der medikamentösen Behandlung besondere Aufmerksamkeit gewidmet.

Trotzdem sei nochmals darauf hingewiesen, daß dem Gespräch zwischen Arzt und Patient, der Haltung des Arztes und seiner Empathie größte Bedeutung beizumessen ist, während der Einsatz von Psychopharmaka immer eine Begleiterscheinung sein soll.

Wenn das Buch dazu beiträgt, die richtige Kombination von verbalen Interventionen mit Psychopharmaka dem praktisch tätigen Arzt näherzubringen, so wäre sein Sinn voll erfülllt.

Düsseldorf, im Dezember 1988 Rudolf Liesenfeld

Inhalt

1 Einführung

Psychosomatische Medizin ist kein spezielles Fachgebiet, sondern eine übergreifende Sicht in allen medizinischen Bereichen.

Psychosomatische Medizin sagt etwas aus über bestimmte Beziehungen zwischen Psyche und Soma, wie sie bei kranken Menschen in Erscheinung treten.

Aus praktischer Sicht hat es sich als günstig erwiesen, daß man unter dem Begriff „psychosomatische Medizin" ganz bestimmte Krankheitsbilder mit ihren Behandlungsmöglichkeiten versteht.

Wenn in der vorliegenden Arbeit darüber berichtet werden soll, läßt sich eine Schematisierung und Vereinfachung nicht vermeiden, besonders wenn die praktischen Belange und anwendbaren Methoden berücksichtigt werden sollen. Grundsätzlich müßte man alle organischen Beschwerdebilder, bei denen eine psychische Ursache gefunden wird, als psychosomatische Störung bezeichnen. Dabei würde dann das Augenmerk des behandelnden Arztes folgerichtig sowohl auf die psychischen als auch auf die somatischen Faktoren einer Krankheit gerichtet sein. Auf der Suche nach ätiologischen Faktoren muß dann der psychischen Komponente zwangsläufig eine stärkere Aufmerksamkeit gewidmet werden. Dies gilt sowohl für den diagnostischen als auch für den therapeutischen Bereich.

In der vorliegenden Darstellung wird der Begriff einer psychosomatischen Störung möglichst weit gefaßt, so daß er letzten Endes wörtlich genommen werden kann. Somit gehören auch die psychovegetativen und die funktionellen Störungen dazu. Dabei soll aber auch nicht verleugnet werden, daß es psychosomatische Krankheiten im engeren Sinne gibt. Da Patienten mit derartigen Störungsbildern zunächst nur den organischen Teil ihrer Krankheit sehen, ist die erste Anlaufstation gewöhnlich die Praxis des Hausarztes. Somit liegen Hauptlast und Hauptverantwortung für die Diagnose und die nachfolgende Therapie vorwiegend in der Hand des Hausarztes. Er muß die diagnostischen Zusammenhänge klären und er ist es meistens auch, der die ersten therapeutischen Schritte einleitet.

Aus dem Zusammenspiel von psychischen und organischen Faktoren ergeben sich erhebliche therapeutische Konsequenzen. Meistens werden die organischen Faktoren vom Patienten und vom Arzt überbewertet, so daß eine organisch ausgerichtete Therapie anläuft. Diese therapeutische Einstellung wird dadurch begünstigt, daß der Patient einerseits die psychischen Hintergründe seiner Störung nicht kennt und der Arzt andererseits keine Zeit hat, nach ihnen zu suchen.

Dieses Buch soll dazu beitragen, dem niedergelassenen Arzt, besonders dem eigentlichen Hausarzt, auf der Suche nach den psychischen Hintergründen bestimmter

Organbeschwerden behilflich zu sein und ihm therapeutische Wege aufzuzeigen, die sich praktisch bewährt haben. Diese therapeutischen Wege umfassen nicht nur psychologische und psychotherapeutische Maßnahmen im weitesten Sinne, sondern auch medikamentöse Verfahren. In diesem Buch werden praktische Hinweise zur psychischen Zuwendung des Arztes zum Patienten und Anleitungen zur Psychopharmakotherapie gegeben. Der Hausarzt ist erfahrungsgemäß oft unsicher im Hinblick auf die psychotherapeutischen Methoden. Gleichzeitig fehlen ihm Erfahrungen im Umgang mit Psychopharmaka.

Aus diesem Grunde finden sich detaillierte Hinweise zur therapeutischen Haltung und ganz spezielle Angaben zum Einsatz der Medikamente.

Die Grundlagen und Gedanken zu diesem Thema stammen aus Erfahrungen, die in der Fortbildung mit niedergelassenen Ärzten gewonnen wurden.

2 Theorien und Grundlagen

Der Begriff der psychosomatischen Medizin entstand aus Einheitsbestrebungen früherer Zeit hinsichtlich Körper und Geist beziehungsweise Leib und Seele. Während die Medizin mit der Entwicklung der Naturwissenschaften immer mehr den Körper und seine Krankheiten in den Vordergrund ihrer diagnostischen und therapeutischen Bemühungen stellte, entwickelten sich Einstellungen, bei denen die seelische Komponente einer Krankheit mehr Berücksichtigung fand.

So kam es zu einer immer stärkeren Betonung psychosomatischer Aspekte, die im Grunde genommen sogar zu einer humaneren Sicht des Kranken führte. Insofern hat diese psychosomatische Richtung der Medizin sehr geholfen. Der Trend ging wieder weg von der materiell und technisch eingestellten Medizin zu einer ganzheitlichen Sicht, die den Menschen als ein zusammengesetztes Wesen mit Soma und Psyche sieht. Viele anthropologische Richtungen in der Medizin verdeutlichen diesen Trend.

Für die praktische Arbeit mit psychosomatischen Patienten ergeben sich folglich wichtige Fragen:

- Wie läuft die Beziehung zwischen seelischem und körperlichem Geschehen ab?
- Wie sind Psyche und Soma miteinander verzahnt?

Bei genauer Betrachtung dieser Verbindungen von Psyche und Soma findet man 3 Bereiche in der Medizin:

1. Die somatische Seite in der Medizin
Der Patient klagt über somatische Beschwerden.
Es bestehen pathologische Veränderungen und Störungen an bestimmten Organen.
Psychische Symptome spielen keine wesentliche Rolle.
Die Therapie ist eindeutig organisch ausgerichtet.

2. Die psychische Seite in der Medizin
Der Patient klagt über psychische Beschwerden.
Es bestehen pathologische Veränderungen und Störungen im psychischen System.
Organische Symptome spielen keine wesentliche Rolle.
Die Therapie ist eindeutig psychotherapeutisch ausgerichtet.

3. Die psychosomatische Seite in der Medizin
Der Patient klagt über somatische Beschwerden.
Es bestehen aber keine Störungen an einzelnen Organsystemen.
Psychische Symptome sind unterdrückt.
Die Therapie muß sich auf die Aufdeckung psychischer Symptome ausrichten.

Die psychosomatische Seite in der Medizin zwingt demnach zu einem Umdenken. Dies gilt sowohl für die Diagnostik als auch für die Therapie.

Gewöhnlich behandelt man eine organische Krankheit mit einer organisch ausgerichteten Therapie und eine psychische Krankheit mit psychotherapeutischen und psychopharmakologischen Maßnahmen.

Ganz anders liegen die Verhältnisse bei den psychosomatischen Störungen.

Hier klagt der Patient über Organbeschwerden. Er ist meist sogar auf die organische Ursache seiner Beschwerden ängstlich fixiert. Die Diagnostik muß sich aber besonders auf die Erkennung von psychischen Störfaktoren erstrecken. Der Patient muß langsam an ein Psychogeneseverständnis herangeführt werden. Schließlich muß sich die Therapie intensiv auf die Bearbeitung der psychischen Konflikte konzentrieren.

Es gibt verschiedene Vorstellungen über die Psychogenese psychosomatischer Krankheitsbilder. Nachfolgend werden von den vielen Denkmodellen die praktischsten vorgestellt.

Man versteht heute die psychosomatischen Störungen als körperliche Antwort auf einen seelischen Konflikt. Sigmund Freud hat diese Umwandlung der seelischen Spannung in körperliche Symptomatik als erster eingehend beschrieben und dafür den Begriff »Konversion« vorgeschlagen. Er stellt sich vor, daß ein betroffener Mensch unverträgliche Vorstellungen unschädlich zu machen versuche, indem „deren Erregungssumme ins Körperliche umgesetzt wird".

Dieses Bild vom Konversionsmodell ist am bekanntesten und läßt sich praktisch bei der Behandlung psychosomatischer Krankheiten gut verwenden. Man stellt sich dabei folgenden Umsetzungsvorgang vor.

Wenn ein leidender Mensch seine psychischen Konflikte nicht im psychischen Bereich mit psychischen Symptomen zeigen kann, dann wird die Somatisierung zum einzigen Ausweg.

Bei Berücksichtigung dieser Modellvorstellung ergeben sich klare therapeutische Konsequenzen. Ausprägung und Lokalisation der körperlichen Symptome spielen keine hervorstechende Rolle. Vielmehr wird Wert darauf gelegt, die Konflikte und Spannungen zu finden, die im Hintergrund bestehen und die dem Patienten nicht bewußt sind.

Das über den Weg der Konversion entstandene Symptom stellt gleichzeitig auch ein Erinnerungssymbol dar. Wenn man hier aufdeckende Therapie betreibt, stößt man sehr leicht auf frühe traumatische Erlebnisse. Wenn eine derartige Behandlungssituation erreicht wird, befindet man sich in echter psychotherapeutischer Arbeit, die gute tiefenpsychologische Kenntisse voraussetzt. Man darf deshalb bei diesem Verfahren nicht schonungslos aufdecken, da die Konflikte zum Teil sehr stark reaktiviert werden können.

Es ist auch möglich, daß der Patient beim Versuch des Arztes, die seelischen Ursachen einer körperlichen Symptomatik aufzudecken, Widerstände entwickelt. Dies ist aus der Hysteriebehandlung, die ja die Grundlagen zum Konversionsmodell lieferte, bestens bekannt.

In diesem Zusammenhang wird allerdings auch deutlich, wie schnell für den analytisch unerfahrenen Arzt Grenzen gesetzt werden, da Widerstände im Rahmen von Übertragung und Gegenübertragung leicht übersehen werden. Dies führt zum Stillstand in der Therapie.

Das Konversionsmodell eignet sich besonders gut zur Darstellung der Somatisierungstendenz im Bereich psychosomatischer Störungen. Das Ich ist auf Grund seiner Schwäche nicht in der Lage, in Konfliktsituationen adäquat mit psychischen Mitteln zu reagieren. Es kommt daher zu einer Regression mit somatischen Symptombildungen.

Nach S. Freud gibt es disponierende somatische Faktoren. So kann sich im Verlaufe der Somatisierung eine „Organsprache" entwickeln, hinter der unverarbeitete seelische Konflikte als Ursache stehen.

Nach Alexander kann man neben den Konversionssymptomen, die er als entstellte Ausdrucksphänomene ansieht, noch funktionelle Störungen im Rahmen einer vegetativen Neurose abgrenzen. Hier läuft die Symptomatik als einfache somatische Begleitreaktion ab. Sie hat für Alexander keine symbolische Bedeutung hinsichtlich früherer seelischer Traumatisierungen. Folglich wird dann die Suche nach auslösenden Faktoren in der frühen Kindheit nicht mehr betont, so daß besonders die Behandlung der vegetativen und funktionellen Störungen im Vordergrund steht.

Da nach Alexander jedoch auch hier chronisch unterdrückte emotionale Spannungen vermutet werden, muß sich die Therapie auch auf die Bearbeitung dieses Bereiches erstrecken.

Alexander hat noch eine dritte Gruppe differenziert, die er als „psychogene organische Störungen" bezeichnet. Hier kommt es im Rahmen einer psychischen Auslösung zu einem selbständig fortbestehenden somatischen Eigengeschehen, wozu man die eigentlichen psychosomatischen Krankheiten im engeren Sinne zählt.

Als Ursache nimmt Alexander einen unlösbaren Ambivalenzkonflikt zwischen Abhängigkeits- und Verselbständigungsbestrebungen infolge einer sehr frühen Abhängigkeitsbeziehung an.

Die Weltgesundheitsbehörde hat folgende Störungen als psychosomatische Krankheiten im engeren Sinne für den internationalen Diagnoseschlüssel festgelegt:

- Psychogenes Asthma
- Psychogene Dermatitis
- Psychogenes Ekzem
- Psychogenes Ulcus
- Psychogene Colitis mucosa
- Psychogene Colitis ulcerosa
- Psychogene Urtikaria

Das De- und Re-Somatisierungsmodell nach SCHUR baut sich auf aus der Vorstellung, daß sich die Entwicklung eines Menschen vom undifferenzierten, somatisch orientierten zum differenzierten, psychisch kontrollierten Verhalten vollzieht.

Während also zunächst in der untersten Reifungsstufe unkoordinierte Muskelaktionen und unkontrollierte, stark somatisch verhaftete Reaktionen ohne echte Realitätsprüfung ablaufen, kommt es mit zunehmender Persönlichkeitsreifung zu einer kontrollierten motorischen Funktion mit intellektueller Verarbeitung der äußeren Einflüsse und mit verbesserter Realitätsprüfung. Nach SCHUR kann man diesen Aspekt der Entwicklung als „Desomatisierung" bezeichnen. Auf dieser Ebene kann das Ich dann jederzeit und in allen Situationen mit psychischen Vorgängen antworten.

Wenn nun eine Konfliktsituation nicht mehr mit psychischen Mitteln (frei verfügbaren Energien) bewältigt werden kann, greift das Ich auf frühere Verhaltensmuster zurück, die stark mit dem somatischen Bereich verbunden sind.

Es kommt dann zu einer „Re-Somatisierung", nach SCHUR „physiologische Regression" genannt. Das Ich ist auf Grund seiner Schwäche nicht in der Lage, adäquat mit psychischen Mitteln zu reagieren. Es kommt zu einer physiologischen Regression mit somatischen und vegetativen Reaktionen.

Ziel der Therapie ist hier die Nachreifung der Persönlichkeit. Dies geschieht auf dem Weg von der somatischen hin zur psychischen Reaktion.

Unter den verschiedenen Modellen verdient auch das Alexithymie-Modell eine Erwähnung. Dieses aus der französischen Schule stammende Denkmodell geht davon aus, daß bei psychosomatisch Kranken ein Mangel an Phantasie besteht. Diese Menschen haben nicht gelernt, ihre Gefühle in Worten auszudrücken. Sie können demnach nicht auf emotionaler Ebene reagieren. Somit bleibt ihnen nur die Möglichkeit, im somatischen Bereich zu agieren und zu reagieren. Die Somatisierungstendenz ist somit zwangsläufig vorgezeichnet.

Man kann sich unter Zugrundelegung dieses Konzeptes gut vorstellen, daß bestimmte Persönlichkeitsstrukturen herausgearbeitet werden können, die geradezu prädestiniert sind zu späteren psychosomatischen Störungen. Es wird damit auch möglich, bei beschwerdefreien Menschen vorherzusagen, ob sie später an einer psychosomatischen Störung erkranken oder nicht.

Bei der Differenzierung der prämorbiden Persönlichkeitsstruktur hat man unter dem Gesichtspunkt des Alexithymie-Modelles vom Typ des „emotionalen Analphabeten“ gesprochen, was logischerweise bedeutet, daß diesem Menschen das Zeigen emotionaler Regungen fremd ist und daß bei ihm alle emotionalen Spannungen ins Somatische abgeleitet und dort abreagiert werden.

Aus einer derartigen Modellvorstellung ergeben sich klare therapeutische Konsequenzen. Im Gespräch wird der Wert nicht so stark auf die Aufdeckung ursächlicher und auslösender Konflikte gelegt, sondern auf das Gespräch selbst. Der Patient muß dazu gebracht werden, über psychische Dinge – ganz besonders über emotionale Regungen – zu sprechen. Wenn man ihm hilft, die Beschreitung dieses Weges zu erlernen, so kann er diesen Mechanismus auch auf die blockierten oder somatisierten Emotionen übertragen.

Die hier beschriebenen Modellvorstellungen lassen sich bei der praktischen Arbeit mit psychosomatisch Kranken gut verwenden. Aus diesem Grunde wurden sie aus der Vielzahl von theoretischen Konzepten herausgestellt. Damit soll aber auch darauf hingewiesen werden, daß diese Darstellung keinen Anspruch auf Vollständigkeit erhebt.

Um die Zusammenhänge zwischen psychischen und somatischen Faktoren in einer Übersicht deutlich zu machen und um dabei die wichtigsten Somatisierungsformen zu zeigen, hat sich für die Praxis folgende Einteilung bewährt:

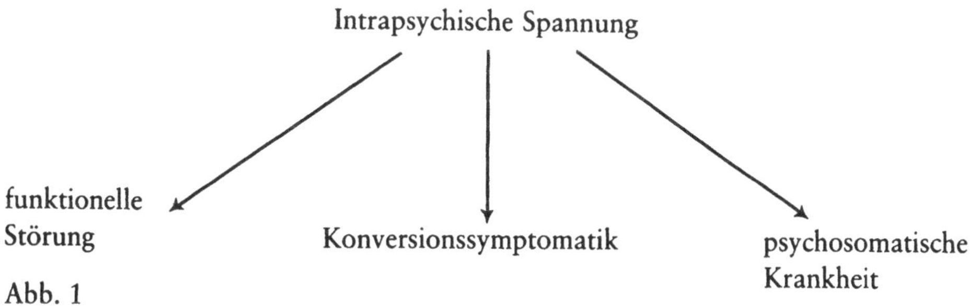

Abb. 1

Intrapsychische Spannung kann also einerseits zu funktionellen Störungen führen. Darunter verstehen wir alle psychovegetativen Syndrome und die allgemeinen psychosomatischen Störungen.

Andererseits gibt es auch die Entwicklung einer Konversionssymptomatik. Dazu gehören alle psychogenen Mechanismen bis hin zu hysteriformen Manifestationen.

Als letzte Konsequenz können sich aber auch echte psychosomatische Krankheiten entwickeln. Dazu zählen wir die bekannten Krankheitsbilder, bei denen es im Rahmen einer Somatisierung nicht nur zu organischen Beschwerden, sondern auch zu Organläsionen im Sinne einer Substanzschädigung am Organ gekommen ist (Beispiele: Asthma, Ulcus, Dermatitis, Colitis usw.).

3 Die Krankheitsbilder

Eine vollständige Beschreibung aller psychosomatischer Krankheitsbilder ist im Rahmen dieser Ausführungen nicht möglich. Bei der weitgesteckten Fassung des Begriffes Psychosomatik, wie sie hier zugrundegelegt wurde, wäre die Darstellung aller funktionellen Störungen zu umfangreich. Daher sollen diejenigen psychosomatischen Störungen ausgewählt werden, die für die tägliche Praxis von vorrangiger Bedeutung sind.

In der nachfolgenden Beschreibung der einzelnen Krankheitsbilder wird demnach von einer somatischen Störung beziehungsweise von einer funktionellen Symptomatik ausgegangen, hinter der dann die psychische Symptomatik gesucht werden muß.

Je nach Struktur des betroffenen Menschen und in Abhängigkeit von einer bestimmten Disposition können sich bei psychosomatisch Kranken multiple Symptome an verschiedenen Organsystemen entwickeln:

Psychosomatische Symptome
Herz-Kreislaufstörungen
Atembeschwerden
Magen-Darm-Störungen
Muskel- und Gelenkbeschwerden
Urogenitalbeschwerden
Dermatologische Veränderungen
Stoffwechsel- und Hormonstörungen

Bei der nachfolgenden Darstellung dieser Störungsbilder sollen Symptomatologie und Diagnostik möglichst praxisnahe vorgestellt werden. Hierbei werden sowohl einfache funktionelle Syndrome als auch neurotische Entwicklungen berücksichtigt. Nach einer Beschreibung der Persönlichkeitsstruktur und der sozialen Situation werden schließlich die Therapieansätze für die einzelnen Krankheitsbilder aus praktischer Erfahrung vorgestellt.

3.1 Herz und Kreislaufsystem

3.1.1 Bedeutung

Das Herz hat für den Menschen und für das Leben eine zentrale Bedeutung:
Das Herz gilt als Sinnbild der Liebe.
Man verschenkt sein Herz aus Liebe.

Man nimmt „herzlich“ Anteil.
Ein Stein fällt vom Herzen.
Das Herz bleibt einem stehen.
Man nimmt sich etwas zu Herzen.

3.1.2 Symptome

Die Möglichkeiten von funktionellen Störungen am Herz-Kreislauf-System sind vielseitig. Die meisten psychosomatischen Störungen am Herzen und am Kreislauf zeigen folgende Symptome:

- Diffuses Druckgefühl im Thorax
- starke Beklemmung, Stenokardie
- Tachykardie
- Extrasystolie
- Hypertonie
- Hypotonie, Kollaps
- Kopfschmerz

Alle funktionellen Symptome am Herz-Kreislauf-System müssen sehr ernst genommen werden, zumal der Patient an eine organische Erkrankung denkt.

3.1.3 Diagnostik

Die organische Untersuchung des Herzens und des Kreislaufes einschließlich aller apparativer Zusatzuntersuchungen muß dem Patienten Ruhe vermitteln, indem er sieht, daß etwas für ihn getan wird. Besonders am Ende der Durchuntersuchung, bei der schließlich alle möglichen organischen Ursachen ausgeschlossen worden sind, darf der Patient nicht abgewiesen oder herabgewürdigt werden. Er darf sich nicht als Simulant oder als Querulant fühlen.

Die wichtigste Aufgabe fängt zu diesem Zeitpunkt für den Arzt erst an.

Da keine organische Ursache für die Beschwerden gefunden wird, muß geklärt werden, welche psychologische Bedeutung die Symptomatik für den Patienten hat.

Um die lebensgeschichtliche Bedeutung der störenden Symptomatik zu finden, muß gefragt werden nach dem

Zeitpunkt des ersten Auftretens der Beschwerden.

Wenn mit dem Patienten über die Zeit des Beschwerdebeginns gesprochen wird, lassen sich oft psychische Probleme erkennen, die als Auslösemechanismen in Frage kommen.

Bei der Bearbeitung dieser Zusammenhänge wird der Patient zwangsläufig auf die psychische Ebene seiner Störung geführt. Dies muß vorsichtig geschehen.

Eine Hilfe spielt dabei die Interpretation mit Hilfe des vegetativen Nervensystems. Man kann dem Patienten ohne Schwierigkeiten erklären, daß alle Funktionen des Herzens und des Kreislaufes über das vegetative (autonome) Nervensystem gesteuert werden. Somit kann dem Patienten bewußt gemacht werden, daß derartige Funktionen und Funktionsstörungen nicht von seinem Willen gesteuert werden können. Da aber das Zentrum der vegetativen Steuerung zahlreichen Einflüssen aus dem psychischen Bereich unterliegt, kann durch eine Dysregulation in diesem Zentrum ein erheblicher Störeinfluß auf das Herz und den Kreislauf eintreten (Abb. 2).

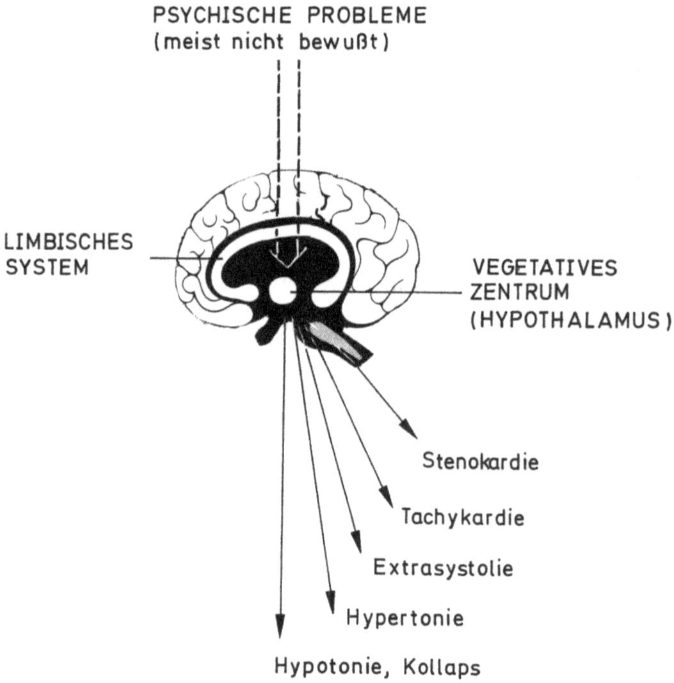

Abb. 2

Schließlich wird der Patient verstehen, daß man durch Ausschalten von Stör-Einflüssen oder deren Durcharbeitung sowie durch Beeinflussung des vegetativen Schaltzentrums im Gehirn eine Besserung seiner Beschwerden erreichen kann.

Wichtig ist bei der diagnostischen Arbeit, dem Patienten verständlich zu machen, daß seine Beschwerden am Herzen und am Kreislauf nicht durch eine Behandlung der Organsysteme selbst behoben werden können.

• a) *Diffuses Druckgefühl im Thorax*

Da der Brustraum der am häufigsten betroffene Angriffspunkt im Rahmen einer Somatisierung ist, kommt es bei psychischen Belastungen sehr leicht zu funktionellen Beschwerden am Herzen. Der Patient klagt dann meist über eine Spannung und einen Druck in der linken Thoraxseite, bevorzugt im Bereich der Herzspitze, nur selten hinter dem Brustbein. Gelegentlich ist eine Abgrenzung gegenüber einer sogenannten Intercostalneuralgie nicht leicht, obwohl eine Neuralgie im Grunde genommen schmerzhafte Druckpunkte am äußeren Thorax aufweisen müßte.

• b) *Starke Beklemmung, Stenokardie*

Gelegentlich wirken sich seelische Belastungen derartig stark auf das Herz aus, daß rezidivierende Stenokardien auftreten. Meist wird hier schon zu Beginn mit Coronarpräparaten eingegriffen. Jedoch erweist sich diese organisch ausgerichtete Therapie schon bald nicht mehr als ausreichend, weil ein nicht adäquat verarbeiteter Konflikt sich immer wieder als Störfaktor erweist. Somit kommt es trotz der Herzmittel zu Stenokardien.

Wenn Stenokardien ohne organischen Befund immer wieder rezidivieren oder wenn die organisch ausgerichtete Therapie nicht zum Erfolg führt, muß an eine psychosomatische Störung gedacht werden.

• c) *Tachykardie*

Schon im Alltag eines jeden Menschen sind Tachykardien bekannt, meist als Folge einer unmittelbar vorausgegangenen seelischen Belastung.

Wenn sich keine organischen Ursachen nachweisen lassen, muß an eine psychische Ursache der Beschwerden gedacht werden. Bei der psychosomatisch begründeten Tachykardie kommt es zu häufigen Rezidiven, nicht nur unmittelbar nach Belastungen, sondern auch nach Situationen, deren konfliktträchtiger Charakter für den betroffenen Patienten nicht sofort erkennbar ist.

Sehr störend wirken sich die Begleitumstände aus, bei denen Angst und Krankheitsfurcht im Vordergrund stehen. Schon wegen der Begleitumstände muß oft frühzeitig ein beruhigendes Mittel gegeben werden, hier meist ein schnell wirkender Tranquilizer vom Typ der Benzodiazepine.

• d) *Extrasystolie*

Jede Unregelmäßigkeit des Herzschlages wirkt auf den betroffenen Patienten bedrohlich, da die Extrasystolie mit verlängerten Pausen zwischen den einzelnen Herzschlägen einhergeht, was für den Patienten wie ein Herzstillstand wirkt. Es ist erstaunlich, wie gelassen einige Patienten ihre Herzrhythmusstörungen hinnehmen und wie dramatisch andere ihre Störung ausgestalten.

Bei der diagnostischen Abklärung derartiger Störungen muß auch die Lebensweise des Patienten mit einbezogen werden. Bei jüngeren Männern entwickelt sich manchmal auch eine Extrasystolie – gelegentlich in Verbindung mit einer Tachykardie – infolge Volumenüberlastung des Kreislaufes und des Herzens bei zu großem Flüssigkeitskonsum (z. B. Bier).

- e) *Hypertonie*

Sehr häufig wirken sich seelische Belastungen verstärkend auf eine Hypertonie aus. Dabei handelt es sich aber meistens um chronisch einwirkende Konfliktspannungen.

Bei schlechtem Ansprechen einer Hypertonie auf spezifische Medikamente, muß an eine psychosomatische Störung gedacht werden.

Besonders wichtig ist die Abklärung, ob chronische Erwartungsspannungen bestehen, die möglicherweise ausgelöst wurden durch ein bedrohliches Erlebnis.

Da es sich bei der Hypertonie um ein multifaktorielles Geschehen handelt, bleibt demnach immer die anlagebedingte (essentielle) Komponente zu beachten, die auf jeden Fall eine antihypertensive Theraphie erforderlich macht.

- f) *Hypotonie und Kollaps*

Es gibt sehr viele Ursachen für einen hypotonen Kreislaufzusammenbruch. Der Ausschluß von kardialen und vasomotorischen Ursachen ist vordringliche Aufgabe des untersuchenden Arztes. Auch cerebrale Ursachen im Sinne einer gestörten zentralnervösen Regulation und toxische Ursachen müssen ausgeschlossen werden. Letzten Endes sollte man auch an die Volumenverminderung bei Exsiccose oder flüssigkeitsarmer Ernährung denken.

Während die Hypotonie mehr einem chronischen Ausdruck von Kreislaufstörungen entspricht, zeigt der Kollaps akute Erscheinungen, die allerdings rezidivieren können. Während die Hypotonie meist mit Symptomen der Zurückhaltung, der Antriebsminderung und Leistungsschwäche einhergeht, zeigt der Kollaps meist sehr demonstrativen Charakter.

Fast immer müssen die hypotonen Kreislaufverhältnisse schon zu Beginn der Diagnostik anbehandelt werden, weil sie sonst zu einer sehr störenden und belastenden Lebenssituation führen und schließlich auch die Zusammenarbeit zwischen Arzt und Patient belasten.

Durch die Suche nach auslösenden Ereignissen und durch Besprechen der Lebenssituation zum Zeitpunkt des ersten Auftretens der Symptome kann man dem Patienten eine Hilfe geben in der Bewältigung und Behebung der störenden Symptome.

- g) *Kopfschmerzen*

In dieses Gebiet fallen die vasomotorischen Kopfschmerzen mit Begleiterscheinungen, die fast schon an eine Migräne denken lassen.

Es handelt sich dabei meist um diffuse Schmerzen im Kopf, bevorzugt auf Stirnbereich und Schläfen lokalisiert, gelegentlich auch halbseitig.

Der Patient beschreibt oft Auslösefaktoren, wie sie von der Migräne her bekannt sind, zum Beispiel Wetterwechsel, Stress oder Nahrungsmitteleinflüsse. Zu den Begleiterscheinungen gehören häufig Schwindel, Sehstörungen, Lichtempfindlichkeit und Übelkeit, selten auch reversible neurologische Ausfälle.

Die meisten Symptome deuten ohne Zweifel auf eine Störung in der Vasomotorik hin. Daher ist auch nicht verwunderlich, daß sich häufig hypotone oder hypertone Kreislaufregulationsstörungen als Basis nachweisen lassen.

3.1.4 Persönlichkeitsstruktur und auslösende Mechanismen

Patienten mit psychosomatischen Störungen am Herzen sind in der Literatur oft als ehrgeizig und zwanghaft beschrieben worden. Sie stellen starke Leistungsansprüche an sich selbst und setzen sich so ständig unter inneren Druck.

Derartige Patienten sind typische Vertreter der heutigen westlichen Leistungsgesellschaft. Sie haben oft Erfolg in ihrem Beruf und gelten als tüchtige Arbeiter.

Leider kommt es bei einer derartigen Struktur schnell zu Frustrationen im Leistungsstreben. Sowohl die Konflikte mit dem eigenen Leistungsdruck als auch Probleme mit den Mitmenschen – speziell im Beruf – wirken sich belastend aus.

Wenn dann eines Tages derartige Belastungen nicht mehr ertragen werden können oder eine enttäuschende Situation im Leistungsstreben eintritt, kommt es zur Entwicklung von körperlichen Beschwerden.

Auslösende Mechanismen für psychosomatische Herzerkrankungen
Enttäuschende Situationen:
Versagen in einer Leistung
Überforderung von innen oder außen
Erfolg von Rivalen
Mißachtung durch Vorgesetzte
Lesen oder Hören von Herzkrankheiten
Trennung oder Verlust hinsichtlich Partner

Bei Herzrhythmusstörungen findet man oft als Hintergrund in der Persönlichkeitsstruktur ein Abwehrverhalten gegenüber Gefühlen. Das Zeigen von Gefühlen wird von derartig betroffenen Patienten selbst meist als Schwäche erlebt. Als Folge davon können diese Patienten sich auch nicht hingeben, was sich unter anderem auch im sexuellen Bereich bemerkbar macht.

Eine Koppelung von Herzrhythmusstörungen mit hypochondrischen Zügen ist häufig. Meist kann man davon ausgehen, daß sich die hypochondrische Haltung als Folge einer Fehlverarbeitung der Rhythmusstörungen entwickelt, wobei eine Veranlagung zur Hypochondrie angenommen werden muß. Daher sieht man bei den Herzrhythmusstörungen wie auch bei der Tachykardie so häufige Fixierungen auf die Beschwerdeproblematik.

Bei hypertonen Kreislaufregulationsstörungen auf psychosomatischer Basis erkennt man in der Psychodynamik meist eine Unterdrückung von aggressiven Impulsen. Eine besondere Gefahr für die Entwicklung einer ernsthaften pychosomatischen Erkrankung besteht dann, wenn sich der Patient mit seinen unterdrückten Aggressionen angepaßt hat und nunmehr alles mit sich machen läßt. In einem derartigen Ambivalenzkonflikt zwischen Fügsamkeit und Aggressionen entwickelt sich sehr leicht eine hypertone Kreislaufregulationsstörung.

In ähnlicher Weise verhält es sich mit der Psychodynamik bei hypotonen Kreislaufregulationsstörungen bis hin zum Kollaps. Wenn eine ängstliche Erwartungshaltung mit nervöser Spannung nicht einer Lösung und Entspannung zugeführt werden kann (besonders im Zustand der Auswegslosigkeit), entwickelt sich die hypotone Kreislaufregulationsstörung als psychosomatische Erkrankung.

Die häufigsten Ursachen für psychosomatische Störungen am Herz-Kreislauf-System
zurückgehaltene Aggression
ungenügende Selbstbehauptung
reduzierte Abreaktionsfähigkeit
unausgelebte Spannung

3.1.5 Auswirkungen im Sozialbereich

Wie im vorigen Abschnitt erwähnt, zeigen sich bei Herz-Kreislauf-Störungen auf psychosomatischer Basis oft aufgestaute Aggressionen und Spannungszustände. Wenn sich für einen derartig strukturierten Menschen die Situation so stark zugespitzt hat, daß er sie nicht mehr ertragen kann, entwickeln sich somatische Beschwerden im Bereich von Herz und Kreislauf, was zunächst einen Prestige-Gewinn für den Betroffenen bringt. Seine Herzbeschwerden werden als Quittung für die Überforderung gesehen, und er selbst wird als Opfer des Leistungsdruckes anerkannt. Würden sich nur psychische Symptome und Störungen einstellen, könnte dies als Versagen oder als Schlappe und Schwäche aufgefaßt werden. Die organisch anmutende Herzerkrankung wird aber voll anerkannt im sozialen Umfeld. Leider wird diese Entwicklung durch die negative gesellschaftliche Einstellung gegenüber seelischen Störungen gefördert.

Im privaten Bereich kommt es oft zu einer Anklammerung der betroffenen Personen an ihre Partner oder Angehörige. Auch der Arzt spürt schon nach wenigen Gesprächen die Anklammerungstendenz.

3.1.6 Therapie

In der Therapie geht es zunächst darum, dem Patienten die psychische Ursache seiner Beschwerden vorsichtig nahezubringen. Das gelingt meist gut, wenn der Patient die Bedeutung seines vegetativen Nervensystems kennenlernt.

Wenn der Patient einsehen kann, daß seine Beschwerden durch Regulationsstörungen im vegetativen Nervensystem entstanden sind und daß dieses System starken psychischen Einflüssen unterliegt, ist der Einstieg in die Therapie gelungen und die Motivation des Patienten geweckt.

Bei Besprechung der Auslösesituation, also des ersten Auftretens der Symptome, muß der Patient dazu gebracht werden, immer mehr über sich und seine Lebenssituation zu Beginn seiner Beschwerden zu reden. Dadurch wird das Umschalten von der somatischen Ebene, auf der der Patient bisher dachte, auf die psychische Ebene gefördert.

Wenn der Patient bei diesen Gesprächen ernst genommen wird, hilft ihm dies in seiner Selbstsicherheit. Er muß merken, daß seine Beschwerden nicht als Schicksalsschlag hingenommen werden müssen (wie bei einer organischen Erkrankung), sondern daß sie durch Besprechung und Durcharbeitung der Auslösefaktoren gemildert werden können.

Ohne Zweifel muß vom Arzt auch in bestimmten Bereichen interveniert werden, so zum Beispiel durch Einbeziehung von Angehörigen und Partnern, durch Einschalten eines Werksarztes oder durch Rücksprache mit Vorgesetzten.

Im Gespräch mit dem Patienten muß der Arzt eine gelockerte Atmosphäre schaffen, die gekennzeichnet ist durch Verständnis, Zuwendung und Hilfsbereitschaft. Letzten Endes kann eine Verbesserung für den Patienten nur eintreten, wenn er etwas lockerer an seine Aufgaben herangeht. Das setzt voraus, daß er bereit ist, sein strenges Konzept mit dem hohen Leistungsanspruch etwas zurückzuschrauben. Hier kann der Arzt durch sein eigenes gelockertes Verhalten als Vorbild dienen oder das Verhalten des Patienten in der Gesprächssituation deuten.

Als weitere wichtige therapeutische Intervention bietet sich der Einsatz von Psychopharmaka an. Um den intrapsychischen Druck zu senken, können Antidepressiva eingesetzt werden. Sie führen nach einer längeren Einnahme zu einer Ausgeglichenheit und Harmonisierung im intrapsychischen System. Wenn in der psychischen Spannungssituation eine depressive Stimmung zu erkennen ist, dann wirken sich derartige Antidepressiva besonders gut aus. Zu beachten ist die mögliche kardiotoxische Wirkung einiger trizyklischer Antidepressiva, die gerade bei Herzbeschwerden zu unangenehmen Begleiterscheinungen führen kann.

So kann ein klassisches trizyklisches Antidepressivum gelegentlich zu Tachykardien führen, während das gleiche Mittel andererseits Tachykardien durch Stabilisierung der psychischen Verfassung und bessere Regulierung im vegetativen Nervensystem beheben kann.

Es kommt hier auf vorsichtige Versuche an.

Bei den trizyklischen Antidepressiva haben sich die Amitriptyline (Laroxyl, Saroten, Tryptizol, Equilibrin) in niedriger Dosis bewährt, am besten in einer einmaligen Dosis am Abend. Als Alternative bieten sich aber auch die neueren Antidepressiva an, so zum Beispiel Tolvin oder Thombran mit ihrer beruhigenden Komponente oder Vivalan mit seiner mehr aktivierenden und antriebssteigernden Komponente.

Wenn es nur um eine Beruhigung des vegetativen Nervensystems und um die Reduzierung der psychischen Spannung geht, können hochpotente Neuroleptika in niedriger Dosierung eingesetzt werden. Sie haben den Vorteil, daß kaum Sedierung eintritt, was für die Bearbeitung der psychischen Faktoren in einer Gesprächstherapie sehr wichtig ist.

Folgende Therapie ist möglich:

▶ **FLUANXOL 0,5 mg:**	**morgens und evtl. mittags 1 Drag.**
▶ **IMAP 1,5 mg:**	**einmal wöchentlich 1 Amp. i. m.**
▶ **DAPOTUM MINOR:**	**alle 2–3 Wochen 1 Amp i. m.**
▶ **FLUANXOL-DEPOT 0,5 ml:**	**alle 14 Tage 1 Amp. i. m.**

Keine Suchtgefahr!

Im Gegensatz zu diesen hochpotenten Neuroleptika in niedriger Dosis wirken die schwachpotenten Neuroleptika in normaler Dosis beruhigend und stabilisierend auf das vegetative Nervensystem.

Folgende Therapie ist möglich:

▶ **TAXILAN 25 mg:**	**bis zu 3 × tägl. 1 Drag.**
▶ **DIPIPERON:**	**bis zu 3 × tägl. 1 Drag.**
▶ **EUNERPAN 25 mg:**	**bis zu 3 × tägl. 1 Drag.**
▶ **MELLERIL RETARD 30 mg:**	**morgens 1 Tabl.**

Keine Suchtgefahr!

Die sedierende und kreislaufdämpfende bzw. blutdrucksenkende Wirkung kommt nur unwesentlich zur Geltung.

Bei den folgenden Medikamenten muß die stärker sedierende Wirkung und die Beeinflussung von Blutdruck und Kreislauf beachtet werden:

▶ **ATOSIL:**	**bis zu 3 × tägl. 1 Drag. zu 25 mg oder 3 × 10–15 Tr.**
▶ **NEUROCIL:**	**bis zu 2 × tägl. 1 Tabl. zu 25 mg oder 3 × 5 Tr.**
▶ **TRUXAL:**	**bis zu 3 × tägl. 1 Drag. zu 15 mg oder 3 × 10 Tr.**

Keine Suchtgefahr!

Wenn Angst im Vordergrund steht und diese isoliert behoben werden soll, ist ein Versuch mit BESPAR angezeigt:

▶ **BESPAR 5 mg: 3 × tägl. 1 Tabl. (evtl. auch steigern)**

Keine Suchtgefahr!

Unter Bespar kommt es im Allgemeinen nicht zu einer unangenehmen und störenden Dämpfung, so daß gelegentlich sogar noch zusätzliche Maßnahmen zur sofortigen Beruhigung ergriffen werden müssen.

Der Vorteil der Neuroleptika und des Medikamentes Bespar liegt in der fehlenden Suchtgefahr. Es sollte jedoch beachtet werden, daß alle Neuroleptika bei empfindlichen Patienten zu extrapyramidalen Bewegungsstörungen und evtl. auch zu Spätdyskinesien führen können. Dies ist allerdings bei der hier angewandten niedrigen Dosierung kaum zu befürchten. Aber auch bei Neuroleptika sollte an einen befristeten Einsatz gedacht werden.

Wenn es darum geht, mit einem Medikament rasche Wirkungen zu erzielen, was bei akut ausbrechenden Angstzuständen gelegentlich nötig wird, dann können auch die bewährten Tranquilizer eingesetzt werden:

▶ FRISIUM 10 mg:	bis zu 3 × 1 Tabl. täglich
▶ DEMETRIN 10 mg:	bis zu 3 × 1 Tabl. täglich
▶ ALBEGO 10 mg:	bis zu 3 × 1 Drag. täglich
▶ TRECALMO TABS:	mehrmals täglich ¼ oder ½ Tabs

Suchtpotential beachten!

Als weitere Alternativen stehen zur Verfügung:

▶ **INSIDON:** **bis zu 3 × 1 Drag. täglich**

Keine Suchtgefahr!

▶ LIMBATRIL TABS:	mehrmals tägl. ¼ oder ½ Tabs (Kombination von Antidepressivum mit Tranquilizer)

3.1.7 Zusammenfassung des Kapitels über Herz-Kreislauf-Störungen

Durch einen intrapsychischen Konflikt oder einen Konflikt mit der Umgebung kann es zu einer starken seelischen Spannung kommen. Diese intrapsychische Konfliktspannung tritt akut durch besondere Erlebnisse auf oder wird ausgelöst durch ein Ereignis, welches symbolisch in engem Zusammenhang mit einer früher verdrängten Konfliktsituation stehen kann.

Wenn durch eine spezifische Struktur des Patienten und durch soziale bzw. gesellschaftliche Einflüsse eine Somatisierung gefördert wird, entwickeln sich Symptome im Bereich des Herz-Kreislauf-Systems, die wie eine organische Krankheit aussehen.

Wenn sich keine organische Ursache finden läßt und somit die psychosomatische Konstellation des Krankheitsbildes gesichert ist, muß versucht werden, dem Patienten einen Zugang zur psychischen Hintergrundproblematik zu zeigen. Das gelingt durch Gespräche über die auslösenden und veranlassenden Umstände und weiteres Durcharbeiten im Gespräch.

Gleichzeitig kann durch geeignete Psychopharmaka eine Dämpfung der Konfliktspannung erreicht werden, was zu einem Rückgang der Beschwerden am Herz-Kreislaufsystem führt und weitere psychotherapeutische Maßnahmen ermöglicht.

3.2 Atmungsorgane

3.2.1 Bedeutung

Die Atmung hat, ähnlich wie das Herz, symbolisch eine lebenserhaltende und lebensspendende Bedeutung.

Die Atemluft entspricht dem Leben.
Man haucht sein Leben aus.
Man spricht vom lebensspendenden Atem.
Man ist atemlos vor Schreck.
Irgendwo ist „dicke Luft“.

Wichtige Emotionen hängen mit der Atmung zusammen: Schreien, Weinen, Sprechen, Singen.

3.2.2 Symptome

Psychosomatische Störungen im Bereich des Respirationstraktes zeigen folgende Symptome:

- asthmatische Beschwerden
- Hyperventilationstetanie
- nervöser Husten
- nervöser Schnupfen

Besonders Asthma und Hyperventilationssyndrome zeigen sehr dramatische Verläufe, die zu sofortigem medikamentösen Vorgehen zwingen, ganz gleich, ob nun mehr organische oder psychische Faktoren daran beteiligt sind.

Die Atmung kann schon bei kleinsten Infekten mit einer asthmatischen Komponente reagieren, ebenso verhält es sich bei allergischen Stoffen. Dies beweist die hohe Empfindlichkeit dieses Systems und seine niedrige Reizschwelle.

Die psychosomatische Komponente im Bereich der Atemstörungen zeigt sich dann, wenn der Asthmatiker durch eine seelische Belastung einen akuten Asthmaanfall bekommt oder wenn ein nicht vorbelasteter Mensch plötzlich im Rahmen eines Konfliktes asthmatische Beschwerden hat.

3.2.3 Diagnostik

Da die Atmung nicht nur durch automatische (vegetative und psychologische) Mechanismen gesteuert wird, sondern auch der Willkür unterliegt, entwickeln sich besonders leicht Störungen.

> Wenn bei Beschwerden im Bereich der Atmung keine organischen Ursachen gefunden werden oder die Stärke der Beschwerden nicht allein durch die Organkrankheit erklärt werden kann, sollte an ein psychosomatisches Störungsbild gedacht werden.

- a) *Asthmatische Beschwerden*

Nicht zu verkennen und nie zu übersehen ist die exspiratorische Dyspnoe. Der betroffene Patient ist fast immer stark auf seine Atmung fixiert und kann sich mit nichts anderem mehr beschäftigen. Physiologisch läuft in diesem Falle eine starke, vegetativ gesteuerte Kontraktion der Bronchialmuskeln ab, verbunden mit einer Schwellung der Schleimhäute.

Nicht immer sind exogene Reizstoffe im Sinne von Allergenen nachweisbar, nicht immer läuft der Vorgang nach einem festgelegten Auslösemuster ab. Gelegentlich finden sich auch deutliche psychische Spannungszustände, die als Auslöser wirken.

In der täglichen Praxis fallen als psychosomatisch gestörte Patienten besonders diejenigen auf, die ihren Asthmaanfall nach einer Auseinandersetzung mit einem

Partner bekommen haben. Dabei muß zugegeben werden, daß es selten Fälle sind, die unvorbelastet hinsichtlich Asthma dastehen. Meistens handelt es sich um Menschen, die schon länger ein organisch begründetes Asthma haben.

- Oft geben schon die Umstände oder das Arrangement beziehungsweise das Verhalten der Angehörigen Hinweise auf die psychische Komponente des Asthmas.
- Gelegentlich deuten schon die vorwurfsvolle oder verärgerte Haltung des Kranken oder die seltsame Betroffenheit der Angehörigen auf den psychosomatischen Zusammenhang hin.

Wichtig ist in derartigen Fällen, daß der Arzt nicht nur die akute Atemstörung behandelt, sondern daß er auch dafür sorgt, eine Wiederholung zu verhindern durch ein aufklärendes Gespräch oder durch kurzfristigen Einsatz beruhigender Mittel.

• b) *Hyperventilationssyndrome*

Im Gegensatz zum Asthma fällt beim Hyperventilationssyndrom die psychische Komponente viel schneller auf. Sie ist sowohl bei den Auslösemechanismen als auch im Störungsablauf meist sofort zu erkennen.

Die Umstände, unter denen das Störungsbild abläuft und die Reaktionen in Erscheinung treten, sehen viel dramatischer aus als beim Asthma, sie wirken auch wesentlich demonstrativer. Der Patient kommt nicht nur in eine Atemnot, sondern spürt auch Veränderungen in der Sensibilität der Finger, zeitweise auch ein Kribbeln um den Mund herum, gleichzeitig auch motorische Störungen im Sinne der bekannten Pfötchenstellung der Hände.

Wenn derartige Störungen mehr einseitig auftreten, können sich differentialdiagnostisch große Schwierigkeiten ergeben, so daß das Bild zunächst als apoplektischer Insult angesehen wird. Auch die Abgrenzung zu epileptiformen Anfällen ist gelegentlich schwierig.

Die diagnostische Abklärung von Hyperventilationssyndromen umfaßt natürlich auch die psychologische Seite. Aufregungen, Spannungszustände, verbunden mit einer stärkeren Atmung, möglicherweise gleichzeitige motorische Aktivitäten wie schnelles Laufen und Handgreiflichkeiten können eine Hyperventilation bei psychischer Erregung noch verstärken.

Demnach ist immer nach den Umständen zu fragen, die vor Ausbruch des Störungsbildes bestanden haben.

• c) *Nervöser Husten*

Wie sehr sich ein primär infektiös bedingter Reizhusten psychisch fixieren kann und dann auf rein psychischer Schiene weiterläuft, ist bei Kindern nach Keuchhusten bekannt. Auch weiß jeder, daß sich ein Hustenreiz gerne dann einstellt, wenn er absolut nicht erwünscht ist, zum Beispiel im Theater oder im Konzert.

Ohne Zweifel kann die Schleimhaut der Atemwege über psychosomatische Wege gereizt werden, wenn eine Situation wie ein Reizzustand wirkt.

Schon die verstärkte Schleimproduktion im Bereich der Atemwege kann Husten oder Räuspern auslösen, welches sich dann psychogen fixiert und durch rein psychische Mechanismen unterhalten wird. Hier reagieren die Schleimhäute auf einen Reiz, der über das psychische System eindringt.

• d) *Nervöser Schnupfen*

Ebenso wie die Atemwege können auch die Nasenschleimhäute gereizt werden, wobei sich meistens auf eine infektiöse Erkrankung eine allergische Komponente und schließlich noch ein vegetativ gesteuerter Faktor aufbaut. Meist findet man beim nervösen Schnupfen als psychosomatisches Syndrom ein „organisches Entgegenkommen“ als Basis.

So kann sich ein Affekt über das vegetative Nervensystem entladen und die eingeschliffenen Mechanismen der Schleimhautreaktion mobilisieren.

Bei chronischen Reizzuständen der Nasenschleimhaut, denen keine infektiöse oder allergische Komponente zugrundeliegt, muß immer auch an eine psychosomatische Erkrankung gedacht werden.

Bekanntlich spielen in jede allergische Störung immer psychische Faktoren mit hinein, besonders wenn man an die Auslösung von Rezidiven denkt. Oft kann schon der Gedanke an die allergisierenden Stoffe eine Reaktion der Schleimhäute auslösen.

3.2.4 Persönlichkeitsstruktur

Allen Interpretationsversuchen der asthmatischen Störung gemeinsam ist der Hinweis auf eine Ambivalenz zwischen Distanz und Nähe. Häufig wird in der analytischen Literatur auf eine Rückzugstendenz des Asthmatikers hingewiesen, mit der das Ich seine Wünsche nach symbiotischer Nähe abzuwehren versucht. Der betroffene Patient entwickelt retentive Tendenzen, das Weinen wird unterdrückt und die ganze Dynamik des Abwehrvorganges drückt sich in der Atemstörung aus.

Beim Hyperventilationssyndrom scheinen sich mehr die Hilflosigkeit und der Appell an die Umgebung zu offenbaren. Oft wird durch einen Tetanie-Anfall mit dem damit verbundenen Zusammenbruch direkt an die Einsatzbereitschaft der Umgebung appelliert.

Noch deutlicher scheint die Protestsituation beim nervösen Husten und Schnupfen zu sein. Hier entwickelt sich aus der primären Reaktion einer Abwehrleistung des Organismus eine Abwehr von Fremdstoffen im Rahmen einer Allergie und schließlich ein Abwehrverhalten gegenüber Reizeinwirkungen, die letzten Endes überhaupt nichts mehr mit dem primär organisch ausgelösten Reiz zu tun haben.

3.2.5 Auswirkungen im Sozialbereich

Die negativen Erfahrungen durch Asthma-Anfälle führen dazu, daß sich die betroffenen Patienten weitgehend zurückziehen. Dabei entwickeln sie eine immer stärker werdende Abhängigkeit und Fixierung im Hinblick auf bestimmte Medikamente, denen gegenüber sie schließlich ein fast suchtartiges Verhalten zeigen.

Es verwundert nicht, wenn sich durch die asthmatischen Störungen berufliche Probleme entwickeln, da häufig Arbeitsunfähigkeit eintritt, anfangs vorübergehend, später auf Dauer bis zur Berentung.

Die Unfähigkeit, sich aggressiv nach außen zu zeigen, führt zum Rückzug und zur Isolation. Eine Häufung von Anfällen führt zur chronischen Krankheit mit dauernder Hilfsbedürftigkeit. Diese Umstand zwingt Partner und Angehörige zu einer völligen Umstellung ihres Lebens und zu einer verstärkten Anpassung an die Bedürfnisse des Kranken. Häufige Notfallbesuche bringen auch den Arzt in große Nähe zum Patienten.

3.2.6 Therapie

Selbstverständlich muß im Vordergrund die akute medikamentöse Hilfe der Atemstörung stehen, meist mit Euphyllin-Präparaten oder Cortison. Aber schon von Anfang an sollte der Arzt die psychischen Faktoren beachten, die für die Auslösung und Unterhaltung der Störung verantwortlich sind.

Bei jeder asthmatischen Störung an die psychische Komponente denken:

- Was ist unmittelbar vorausgegangen?
- Wie ist der Tag bisher abgelaufen?
- Welche Rolle spielen die Angehörigen?
- Was war anders als sonst?

Da der Patient nicht in der Lage ist, sich in psychischen Dimensionen auszudrücken und zu reagieren, führen Spannungszustände sehr leicht zu funktionellen Atemstörungen, besonders wenn diese organisch vorgeprägt und gebahnt sind. Die Therapie muß darin bestehen, ein tragfähiges therapeutisches Bündnis aufzubauen, damit der Patient Vertrauen bekommt, sich auszusprechen.

Meist läuft die Therapie in zwei Etappen ab: In der akuten Phase spritzt der Arzt ein Mittel gegen den Asthma-Anfall und sorgt für Ruhe und Entspannung in der Umgebung des Patienten. In der nächsten Begegnung, die dann meistens in der Sprechstunde stattfindet, kommt dann das Gespräch auf den jetzigen Zustand und die Umstände, unter denen der akute Asthma-Anfall aufgetreten ist.

Bei einem derartigen Gespräch bedarf es absoluter Neutralität des Arztes, ohne jegliche Vorwurfshaltung oder Aggressivität. Dadurch kann der Patient besser aus sich herauskommen und seine inneren Aggressionen etwas abbauen.

Je mehr aggressive Spannung im Gespräch abgebaut wird, um so weniger steht für weitere funktionelle Atemstörungen zur Verfügung.

Besonders wichtig ist das Erlernen von Entspannungsübungen, entweder im Rahmen von Atemgymnastik und Atembiofeedback oder in Form des Autogenen Trainings. Gerade das Autogene Training bietet die Möglichkeit, über die Beschäftigung mit dem Körper auf seelische Ursprünge zu kommen. Sogar beim echten allergischen Bronchialasthma oder bei der chronischen Emphysembronchitis mit Asthma liegen psychische Ursachenfaktoren vor, die zur Aussprache kommen müssen, erst recht bei den chronifizierten Fällen, bei denen die psychosomatischen Korrelationen auf der Hand liegen.

Zusätzlich wird fast immer eine Behandlung mit beruhigenden und psychisch sowie vegetativ stabilisierenden Medikamenten erforderlich. Hier bieten sich Neuroleptika mit ihrer leicht antiallergischen Komponente speziell an:

▶ ATOSIL:	Mehrmals täglich 10–20 Tropfen
▶ EUNERPAN 25 mg:	bis zu 3 × 1 Drag. täglich
▶ IMAP 1,5 mg:	alle 8 Tage 1 Ampulle i. m.

Keine Suchtgefahr!

Wenn es darum geht, gleichzeitig die emotionale Verfassung zu verbessern, sollten Antidepressiva eingesetzt werden:

▶ LAROXYL, SAROTEN, TRYPTIZOL:	tagsüber 10 mg, abends 25 mg
▶ TOLVIN:	tagsüber 10 mg, abends 30 mg
▶ VIVALAN:	morgens und mittags ½, später 1 Tabl.
▶ TRAUSABUN 10 mg:	3 × 10 mg bis zu 3 × 25 mg

Keine Suchtgefahr!

3.2.7 Zusammenfassung des Kapitels über psychosomatische Störungen an den Atmungsorganen

Im Rahmen von Konflikten, die sich auf eine Ambivalenz zwischen Nähe und Distanz zu Bezugspersonen beziehen, kommt es sehr leicht zur Somatisierung mit Entwicklung von psychosomatischen Beschwerden an den Atmungsorganen. Die häufigsten Symptome sind Asthma, Hyperventilationssyndrom, sowie nervöser Husten und Schnupfen. Allen Störungen gemeinsam ist eine anlagebedingte Bereitschaft im organischen System, meist auf dem Boden einer allergischen Komponente.

Obwohl sich häufig organische Grundstörungen nachweisen lassen, muß bei Chronifizierung der Beschwerden und bei einer Diskrepanz zwischen objektivem Befund und Beschwerdebild nach psychischen Ursachen gesucht werden. Das Gespräch über die Lebenssituation bei Beschwerdeausbruch kann unmittelbar zu den psychischen Problemen führen, die dann besprochen und durchgearbeitet werden müssen. Oft genügt schon das Bewußtmachen von Konflikten und die Aussprache darüber.

Bei dem Einsatz von Psychopharmaka sollte vor allem an den antiallergischen Effekt mancher Neuroleptika gedacht werden.

Entspannende und übende Verfahren unter Einbeziehung der Atemtechnik sind als Therapie zu empfehlen.

3.3 Magen und Darm

3.3.1 Bedeutung

Die Bereiche von Magen und Darm haben symbolisch meist eine Bedeutung im Hinblick auf Bewahren und Halten, Geben und Verlieren.

Man „frißt“ etwas in sich hinein.
Man schluckt alles.
Etwas schlägt einem auf den Magen.
Man hat die Hosen voll.
Jemand ist ein armer Schlucker.

3.3.2 Symptome

Da bei psychosomatischen Störungen des Magen-Darm-Traktes die organisch gefärbten Beschwerden im Vordergrund stehen, sieht man meist folgende Bilder:

- Schluckstörungen
- Reizmagen
- Ulcus
- Obstipation
- Diarrhoe
- Colitis

Grundsätzlich kann man davon ausgehen, daß sich alle Beschwerden und Krankheitsbilder, die als echte organische Leiden bekannt sind, auch im Sinne einer psychosomatischen Störung entwickeln können.

Dabei können sich als psychosomatische Krankheitsbilder sogar Leiden entwickeln, die mit nachweisbaren anatomischen Gewebsschädigungen einhergehen, zum Beispiel das Ulcus und die Colitis. Diese Störungsbilder gelten nach der internationalen Nomenklatur der Weltgesundheitsbehörde als die echten und eigentlichen psychosomatischen Krankheiten.

Aus didaktischen Erwägungen kann man sich dieser Einteilung anschließen. Somit bezeichnet man die psychosomatischen Störungsbilder mit Gewebsschädigung als psychosomatische *Krankheiten*, während man die anderen Störungsbilder als psychosomatische *Störungen* bezeichnet. In diese Gruppe gehören schließlich auch Krankheitsbilder, die man gewöhnlich als funktionelle Störungen bezeichnet.

3.3.3 Diagnostisches Vorgehen

Störungsbilder im Bereich des Magen-Darm-Traktes bedürfen zunächst einmal einer intensiven organisch ausgerichteten Diagnostik. Die dabei notwendigen diagnostischen Maßnahmen müssen dann gelegentlich ausgeweitet werden bis zur genauen Untersuchung des Stuhlganges auf Auswertung und auf Fremdbestandteile (wie z. B. Blut).

Wenn dann im Rahmen der Röntgenuntersuchungen sogar Veränderungen an der Magenschleimhaut (Ulcus), am Dünndarm (Morbus Crohn) oder am Dickdarm (Colitis) gefunden werden, ist der diagnostische Vorgang für die meisten Untersucher zu Ende, obwohl auch hier erhebliche psychische Faktoren zur Entstehung dieser schweren Erkrankungen beitragen können.

Daher sollte immer beachtet werden, daß bei rezidivierenden oder zur Chronifizierung neigenden Erkrankungen in diesem Bereich meist psychische Ursachen zusätzlich eine Rolle spielen.

Wenn eine mit Substanzschädigung einhergehende Erkrankung im Magen-Darm-Trakt rezidiviert, zur Chronifizierung neigt oder nur schlecht auf die organisch ausgerichtete Therapie anspricht, sollte immer auch an eine psychosomatische Störung gedacht werden.

Einfacher liegen die Verhältnisse beim Reizmagen, bei Schluckstörungen, bei Obstipation und Diarrhoe. Hier wird jeder Untersucher von vorneherein auch psychische Faktoren bei der Krankheitsentstehung mit einbeziehen.

- a) *Schluckstörungen*

Besonders Schluckstörungen passen meist gut in ein psychosomatisches Krankheitsbild, wenn zumindest organische Veränderungen an der Speiseröhre ausgeschlossen sind. Häufig entwickeln sich Schluckstörungen beim Glomusgefühl, welches sich als Folge von Verkrampfungen der Muskeln im Schlundbereich und am Hals einstellt. Auch eine Überempfindlichkeit der Schleimhäute im Bereich von Rachen und Speiseröhre führt oft zu dem Gefühl, nicht schlucken zu können.

- b) *Erbrechen*

Ähnlich verhält es sich mit dem Erbrechen, welches grundsätzlich einen Protest im Sinne eines Abwehrverhaltens darstellt, mal als Reaktion auf organische, mal als Antwort auf psychische Reize.

Bei den diagnostischen Maßnahmen sollte immer darauf geachtet werden, daß Erbrechen auf zwei Wegen entstehen kann. Deshalb muß sowohl nach organischen als auch nach psychischen Einflüssen gesucht werden.

- c) *Reizmagen*

Der Reizmagen wird im Grunde genommen schon deshalb so genannt, weil man für seine Entstehung bestimmte Reizeinwirkungen auf die Schleimhaut annimmt, deren Ursachen auch im psychischen Bereich liegen. Oft entwickelt sich dabei eine Hypersekretion mit all ihren Begleiterscheinungen.

- d) *Obstipation*

Die Obstipation zeigt schon dadurch ihre spezifischen psychischen Ursachen, daß sie oft nur bei ganz bestimmten Personen auftritt.

Bekannt ist allgemein die Stuhlverstopfung bei der Depression, was grundsätzlich bei der Therapie berücksichtigt werden muß, da sie durch manche Antidepressiva verstärkt wird, während andere sie durch ihren vegetativ stabilisierenden Effekt beseitigen.

- e) *Diarrhoe*

Aus dem Alltagsleben mit seinen gelegentlichen Spannungszuständen und Krisen weiß jeder, wie leicht der Organismus mit einer Diarrhoe reagieren kann. Gerade hier werden die psychosomatischen Korrelationen eindeutig belegt. Man kann sicher davon ausgehen, daß einige Menschen eine besondere Disposition besitzen, bei psychischen Spannungszuständen mit Durchfall zu reagieren.

Wenn bei Störungen im Bereich von Magen und Darm keine organische Ursache gefunden wird, muß an das Vorliegen einer psychosomatischen Erkrankung gedacht werden.

- f) *Ulcus*

Beim Ulcus finden sich zwar apparativ nachweisbare organische Veränderungen, dennoch sollte an die besondere Struktur der Persönlichkeit und besonders ihre prämorbiden Lebensgewohnheiten gedacht werden. Oft findet man bei rezidivierenden Ulcus-Erkrankungen bestimmte Umstände, die zum Ausbruch der Krankheit geführt haben. Dabei spielen nicht nur die Einstellung und die Struktur der Persönlichkeit eine Rolle, sondern auch Einflüsse aus dem Sozialbereich. Diese Faktoren haben letzten Endes eine entscheidende Bedeutung für die Prognose.

- g) *Colitis*

Die Colitis kann unspezifisch auftreten, sie kann aber auch mit Geschwürsbildung im Sinne einer Colitis ulcerosa oder mit Schleimabsonderung im Sinne einer Colica mucosa ablaufen. Andererseits gibt es auch Darmstörungen, die auf bestimmte Abschnitte des Darmes begrenzt sind, wie zum Beispiel die Ileitis terminalis (Morbus Crohn).

Bei allen diesen Darmstörungen sind psychosomatische Korrelationen nachweisbar, auch wenn man grundsätzlich an einer organischen Basisstörung festhalten muß. In vielen Fällen spielen seelisch belastende Faktoren eine Rolle bei der Entwicklung und dem Ausbruch dieser Störungen. Bei Patienten mit dem Bild einer Darmstörung zeigen sich oft von Anfang an begleitende psychische Störsymptome, gleichzeitig sieht man bei vielen Betroffenen die Entwicklung einer phobischen Einstellung. Durch diese ängstliche Haltung mit Vermeidung von unangenehmen Situationen kommt es zu einer ungeheuren seelischen Spannung, die sich noch zusätzlich erschwerend auf die Darmstörung auswirkt.

- Die Frage nach der Lebenssituation bei Ausbruch einer Darmstörung ist grundsätzlich notwendig, da seelische Faktoren immer eine Rolle spielen bei Entstehung und Fortdauer einer Darmerkrankung.
- Darmerkrankungen erfordern immer sowohl eine organische als auch eine psychische Diagnostik.
- Falls sich schon bei den ersten Untersuchungen ernsthafte und vordergründige psychische Begleitfaktoren zeigen, sollte der Patient zusätzlich einem Psychiater mit psychotherapeutischer Ausrichtung vorgestellt werden.

3.3.4 Persönlichkeitsstruktur

Wenn man den größten Teil der Untersuchungen zur Persönlichkeitsstruktur von Magen-Darm-Kranken zusammenfaßt, kann man feststellen, daß dem Problem des Gebens und Haltens die größte Bedeutung beigemessen wird.

Allgemein ist das Essen Symbol für Sicherheit und Ruhe. Auch das Füttern hängt mit Versorgung und Geborgenheit zusammen, enthält aber auch Zeichen des „Gefügig-

Machens". Dagegen ist das Erbrechen und Spucken Ausdruck eines Protestes und einer Abwehrhaltung.

Bei vielen Untersuchungen wurde eine depressive Struktur des Magenkranken herausgearbeitet. Hier wird eine ambivalente Haltung aufgezeigt zwischen Selbständigkeitsstreben mit aggressiver Entfaltung und Suche nach Geborgenheit und Anpassung beziehungsweise Unterwerfung.

Bei vielen Magen-Darm-Störungen wurde eine zu starke Verwöhnung in der Kindheit nachgewiesen. Deshalb ist es auch verständlich, daß zum Beispiel eine Colitis bei schweren Verlustsituationen oder bei starken Leistungsanforderungen auftritt, die mit dem Verlust der bisherigen Sicherheit einhergehen.

Besonders häufig wird bei den Untersuchungen zur Persönlichkeitsstruktur auf die Aggressionshemmung der betroffenen Patienten hingewiesen, die dadurch entsteht, daß beim Aufkommen von aggressiven Impulsen und anderen Unabhängigkeitsbestrebungen Schuldgefühle auftreten.

Um derartige aggressive Impulse abzuwehren, entwickeln besonders die Patienten mit Magenstörungen Kompensationsmechanismen, die sich in Form von Überanpassung ausdrücken. So stellen derartig Betroffene harte Anforderungen an sich, entwickeln eine hohe Leistungsbereitschaft und zeigen vermehrte Anstrengungen bei jeglichem Handeln.

In letzter Übersteigerung dieser Haltung, die dann schon als zwanghaft und überkontrolliert bezeichnet werden kann, entwickelt sich schließlich das bekannte Bild der Obstipation. Hier führt die zwanghafte Struktur zu einer überkontrollierten Darmtätigkeit.

Der rezeptive Charakter der Nahrungsaufnahme ist eingebettet in das System der zwischenmenschlichen Kommunikation, aus der sich dieser Charakter entwickelt und zu der er auch einen entscheidenden Beitrag leistet. Genau so ist die Darmtätigkeit, besonders die Exkretion, mit ihrer aggressiven oder auch retentiven Möglichkeit ein wesentlicher Katalysator für die zwischenmenschlichen Beziehungen, was schon durch frühe Prägungen in entscheidende Bahnen geleitet werden kann.

Letzten Endes hängt die Nahrungsaufnahme fundamental mit der Identitätsentwicklung einer Persönlichkeit zusammen, was aus der Erfahrung mit anorektischen Perioden im Leben eines kranken Menschen oder aus der kompletten Anorexia nervosa hinlänglich bekannt ist.

3.3.5 Auswirkungen im Sozialbereich

Wie schon bei der Beschreibung der Persönlichkeitsstrukturen erwähnt, fällt der größte Teil von Patienten mit Magen-Darm-Störungen auf durch ihre Aggressionshemmung und durch ihre Anpassungsbereitschaft im Sinne einer Kompensation. Auch depressive Strukturen schimmern durch die äußere Schale der Persönlichkeit.

Die versteckten Geborgenheitswünsche führen oft zu einem sehr schnellen Anklammern der Betroffenen an Bezugspersonen, wobei auch der Arzt eingeschlossen wird. Wenn diese Suche nach Geborgenheit nicht erfüllt wird, können Ansätze der unterdrückten aggressiven Impulse erkennbar werden. Aber meistens hat der betroffene Patient diese Impulse folgerichtig unter psychosomatischen Gesichtspunkten somatisiert, so daß eher verstärkte organische Störungen auftreten.

Durch den Versuch, die aggressiven Impulse abzuwehren, entwickeln viele Patienten mit Magen-Darm-Störungen – vor allem die Magenpatienten – eine Unabhängigkeit mit starkem Leistungsstreben. Dadurch sind sie im mitmenschlichen Bereich als hart arbeitende Menschen bekannt, die viel Verantwortung auf sich nehmen können.

3.3.6 Therapie

Während beim Ulcus und der Colitis eindeutig die medikamentösen Behandlungsverfahren im Vordergrund stehen, sind bei den übrigen Magen-Darm-Störungen von Anfang an mehr die allgemeinen psychotherapeutischen Methoden wichtig.

Aber auch beim Ulcus und bei der Colitis wird sehr oft erkennbar, daß psychische Faktoren und psychovegetative Regulationsstörungen zusätzlich eine Rolle spielen.

Sobald bei Ulcus und bei Colitis Schwierigkeiten in der medikamentösen Therapie auftreten oder sobald sich Hinweise auf Rezidivierung und Chronifizierung ergeben, muß nach psychosomatischen Zusammenhängen gesucht werden.

Gerade die Störungen im Magen-Darm-Bereich erfordern eine Berücksichtigung der Psyche bei der Therapie, da bekanntlich dieser Organbereich eine sehr enge Beziehung zu emotionalen Vorgängen besitzt.

Da auf Grund der Erfahrungen in der Psychosomatik davon ausgegangen werden kann, daß der Patient mit Magen-Darm-Störungen nicht in der Lage ist, seine intra- oder extrapsychischen Konflikte adäquat auf der psychischen Ebene zu lösen und abzureagieren, muß ihm in der Therapie geholfen werden, sich zu verbalisieren und seine Konfliktspannung über psychische Reaktionen nach außen abzuführen. Damit bietet sich die Aufdeckung der Konflikte als wichtigste Maßnahme an.

Allerdings wäre es zum Beispiel bei einer Colitis ulcerosa sehr gefährlich, wenn man die Konflikte schonungslos aufdeckt und aktualisiert, weil dadurch gelegentlich lebensbedrohliche Verschlimmerungen auftreten können. Es geht vielmehr darum, dem Patienten in einer stützenden Therapie entgegenzukommen, ihn mit seinen Beschwerden anzunehmen und seine Geborgenheitswünsche zunächst zu befriedigen.

Dies führt zwar zunächst zu einer starken Bindung, gelegentlich sogar zu einer Abhängigkeit des Patienten an seinen Arzt im Sinne einer Übertragungsneurose, aber eine derartige Verbindung kann nach Rückgang der körperlichen Beschwerden vorsichtig wieder abgebaut werden, ohne daß es unbedingt zum Aufflackern neuer körperlicher Symptome kommt.

- Der Aufbau einer tragenden und vertrauensvollen Arzt-Patient-Beziehung ist vordringlich.
- Der Patient muß wissen, daß seine Beschwerden einen Grund haben, auch wenn keine organischen Veränderungen gefunden werden.
- Die Frage nach dem Zeitpunkt des ersten Auftretens der Symptome soll den Patienten ganz vorsichtig auf die psychische Ebene und in Richtung auf seine psychischen Konflikte bringen.
- Die Besprechung der Lebenssituation beim Ausbruch der Symptomatik bietet gute Gelegenheit, ganz langsam ungelöste, belastende Konflikte aufzudecken.

Zeigen sich bei den ersten Gesprächen mit dem Patienten komplizierte neurotische Entwicklungen oder deutet sich während der Gespräche eine Verschlimmerung der körperlichen Symptomatik an, sollte der Patient möglichst bald an einen Psychiater weitergewiesen werden.

Wenn genügend Erfahrung in der Durchführung des Autogenen Trainings vorhanden ist, sollte dieses Verfahren frühzeitig angewandt werden. Einerseits stabilisiert sich die psychische und vegetative Situation des Patienten dadurch, andererseits lassen sich oft deutliche Linderungen in der körperlichen Symptomatik erreichen.

Sowohl stützende und im weiteren Verlauf zunehmend aufdeckende Gespräche als auch Entspannungsübungen sowie eine auf die körperliche Symptomatik gerichtete medikamentöse Therapie laufen meist parallel.

Sehr häufig empfiehlt sich schließlich auch der Einsatz von Psychopharmaka. Sie werden einerseits dafür gebraucht, um akute psychische Reaktionen zu Beginn der Behandlung zu dämpfen. Andererseits können sie aber auch nötig werden, wenn ein Patient durch Berührung der auslösenden Konfliktsituation während der Gespräche in Spannungen kommt.

Die therapeutische Linie verläuft demnach folgendermaßen:

- 1. Die akuten körperlichen Beschwerden im Bereich von Magen oder Darm werden mit spezifischen Medikamenten anbehandelt.
- 2. Durch Besprechung der Lebenssituation zum Zeitpunkt des ersten Auftretens der Symptome wird dem Patienten ganz vorsichtig geholfen, sich mit psychischen Problemen und sozialen Konfliktsituationen zu beschäftigen.
- 3. Entspannungsübungen und suggestive Verfahren wie Autogenes Training sollten eingesetzt werden, um über das vegetative Nervensystem zu einer Milderung von funktionellen Störungen und zu einer entspannteren seelischen Haltung zu kommen.

▶ 4. Psychopharmaka werden eingesetzt, um den intrapsychischen Druck zu senken und die intrapsychische Konfliktspannung zu mildern. Dabei spielt keine Rolle, ob die Spannungen schon vor Ausbruch der Krankheit vorhanden waren oder ob sie erst durch die Besprechung von möglichen Konflikten ausgelöst wurden.

Der Einsatz von Psychopharmaka sollte gerade bei Magen-Darm-Störungen vorsichtig erfolgen. Stark sedierende Stoffe verschlechtern die Aktivität des Patienten und behindern ihn folglich in der aktiven Arbeit hinsichtlich seiner Probleme.

▶ Die günstigste Therapieform besteht im Einsatz von IMAP-Injektionen (1,5 mg jede Woche i. m.).

▶ Wegen des antiemetischen Effektes vieler klassischer Neuroleptika kann auch ein Versuch mit PSYQUIL-Dragees (10 mg) oder PSYQUIL-Suppositorien gemacht werden (für den Notfall auch i. m. Injektionen).

▶ Mit ihrem schnellen Wirkungseintritt, ihrer zum Teil starken muskelrelaxierenden Wirkung und ihrer problemlosen Einsatzmöglichkeit (untoxisch!) können Tranquilizer vorteilhaft eingesetzt werden.

Beispiele:

▶ **VALIUM 2 mg:**	**notfalls mehrmals täglich 1 Tabl.**
▶ **FRISIUM 10 mg:**	**mehrmals täglich 1 Tabl.**
▶ **TRECALMO TABS:**	**mehrmals täglich ¼ Tabs**

Abhängigkeitspotential beachten!

Bei den Tranquilizern ist zu beachten, daß sie wegen ihres möglichen Suchtpotentials nie über längere Zeit und nie an besonders labile Patienten gegeben werden dürfen.

3.3.7 Zusammenfassung des Kapitels über psychosomatische Störungen am Magen-Darm-Trakt

Durch die Struktur einer aggressiven Hemmung und durch Störungen in der oralen Entfaltung können sich krankhafte Symptome im Bereich von Magen und Darm entwickeln, die unter starken Beschwerden aber oft mit geringen organisch nachweisbaren Veränderungen einhergehen.

Der Nachweis einer psychosomatischen Störung gelingt meist, wenn die erhobenen Befunde nicht voll zu dem Beschwerdebild passen oder wenn sich die Symptomatik bei organisch ausgerichteter Therapie chronifiziert.

Die bekanntesten hierher gehörenden Störungen sind der Reizmagen, das Ulcus und die Colitis. Aber auch Obstipation, Diarrhoe und Schluckstörungen können zu den psychosomatischen Störungen gehören.

Die Therapie umfaßt einerseits den organischen Bereich, wo die Ausfälle oder Funktionsstörungen direkt angegangen werden müssen. Andererseits bemüht man sich in der therapeutischen Arbeit um die Aufdeckung der psychischen Hintergründe für die Somatisierung. Dabei sind stützende oder auch aufdeckende Gespräche, entspannende Übungsverfahren und psychopharmakologische Methoden gleichrangig einzusetzen.

3.4 Muskeln und Gelenke

3.4.1 Bedeutung

Funktionsstörungen im Bereich von Muskeln und Gelenken stehen symbolisch in einem Zusammenhang mit Spannung und Entspannung, Starre und Beweglichkeit.

Man fühlt sich „belastet".
Jemand ist ein „schlaffer Sack".
Man hat keinen Halt mehr.
Man ist „aufrichtig".
Jemand reißt sich zusammen.

3.4.2 Symptome

Wie kaum ein anderer Bereich drücken der Beweglichkeitsapparat und die Motorik in unmittelbarster Weise das Individuelle jedes einzelnen Menschen aus. Seine geistige Haltung steht in direktem Zusammenhang mit seiner körperlichen Haltung.

Von den Krankheitsbildern dieser Gruppe, die in der Praxis besonders häufig mit psychosomatischen Abläufen in Zusammenhang gebracht werden, können nur die wichtigsten hervorgehoben werden:

- Rheumatoide Arthritis
- Weichteilrheumatismus
- Tic, Schiefhals, Schreibkrampf

Bekanntlich schlägt psychische Spannung schnell auf die Muskulatur um. Dabei entstehen Symptome, die meist mit Muskelkontrakturen verbunden sind:

- Verspannungen, Myalgien
- Verkrampfungen
- Fehlhaltungen
- Bewegungsstörungen

Verspannungen der Muskulatur infolge psychischer Unausgeglichenheit können praktisch überall auftreten. Besonders bekannt sind derartige Syndrome im Bereich der einzelnen Wirbelsäulenabschnitte:

- oberer HWS-Bereich: neuralgiforme Kopfschmerzen, Cervikalsyndrom
- unterer HWS-Bereich: Schulter-Arm-Syndrom
- BWS-Bereich: sogenannte Intercostalneuralgie
- LWS-Bereich: Ischialgie

Im Vordergrund der Beschwerden stehen meist Schmerzzustände in bestimmten Regionen, die natürlich zunächst klinisch, röntgenologisch und labormäßig abgeklärt werden müssen. Dabei sollte auch an die Überprüfung der arteriellen Durchblutung gedacht werden, die heute diagnostisch sehr umfangreich durchgeführt werden kann. Häufig zwingen Schmerzzustände im Bereich von Muskeln und Gelenken zur Hinzuziehung eines Neurologen, da bestimmte Formen von Myopathien und Polyneuropathien erst durch ihn abgegrenzt werden können.

Wenn sich kein organisches Substrat zu den vorgetragenen Beschwerden findet oder wenn die geklagten Beschwerden in einem Mißverhältnis zu den erhobenen Befunden stehen, sollte immer an psychosomatische Zusammenhänge gedacht werden.

- a) *Weichteilrheumatismus, rheumatoide Arthritis*

Während Patienten mit Weichteilrheumatismus meist sehr ostentativ und jammernd über ihre Schmerzen klagen, fällt bei den Patienten mit rheumatoider Arthritis die Geduld und die Bescheidenheit auf, mit der sie ihr Leiden ertragen und beschreiben.

Die geklagten Schmerzen führen allerdings nie zu diagnostischen Problemen. Allenfalls bringen die psychosomatischen Erkenntnisse, wenn sie erst einmal vorliegen, Schwierigkeiten in der weiteren Diagnostik und der Therapie.

- b) *Tic*

Die Symptomatic eines Tics zeigt sich dem untersuchenden Arzt klar vor Augen. Dabei laufen unwillkürliche Muskelzuckungen im Bereich einzelner Muskelgruppen ab, zum Teil als einzelne Zuckungen, teils in mehrfacher Wiederholung. Betroffen von diesen Tics sind besonders die Muskelgruppen, die normalerweise für Ausdrucksbewegungen gebraucht werden. Obwohl für diese Störungen auch gelegentlich organische Ursachen verantwortlich gemacht werden können, handelt es sich in der überwiegenden Zahl um psychogene Mechanismen, bei denen Affektspannungen entladen werden.

- c) *Schiefhals*

Ein Schiefhals macht gegenüber dem Tic wesentlich mehr diagnostische Probleme. Während die Symptomatologie mit der Schiefhaltung des Kopfes und leichter Verdrehung relativ klar umrissen ist, entwickeln sich differentialdiagnostisch dagegen Schwierigkeiten. Ursächlich müssen Fehlbildungen der Halswirbelsäule und der Muskulatur ausgeschlossen werden. Auch Erkrankungen der motorischen Zentren müssen als Ursache in Betracht gezogen werden.

- d) *Schreibkrampf*

Der Schreibkrampf muß als eine Mischung von anlagebedingten Störungen in der diffizilen Motorik der Hand- und Fingerbeweglichkeit sowie psychischen Faktoren angesehen werden. Dabei kommt es schon nach kurzer Schreibleistung oder schon beim Versuch einer solchen zu einer Verkrampfung der Finger und der Hand, so daß eine flüssige Schreibbewegung nicht mehr möglich ist. Die Symptomatologie reicht hier von leichten Verkrampfungen mit Erschwerung der Beweglichkeit bis zum starken Krampf mit völliger Bewegungsunfähigkeit.

Sobald sich mehr schleudernde Muskelbewegungen im Sinne einer ballistischen oder choreatischen Bewegungsstörung einstellen, muß an das Bild einer Chorea oder einer Erkrankung im extrapyramidalen Bereich gedacht werden.

Das Störungsbild des Schreibkrampfes zeigt deutlich, wieviele Faktoren bei einer derartig komplizierten Tätigkeit als störende Ursachen in Frage kommen und wie leicht dieser Vorgang gestört werden kann. Daher ist neben einer gründlichen körperlichen Durchuntersuchung auch eine neurologische Abklärung anzustreben.

- e) *Hysterische Lähmung*

Eine Sonderform innerhalb der Bewegungsstörungen stellt die hysterische Lähmung dar. Es treten zunächst völlig unklare Lähmungserscheinungen oder unphysiologische Bewegungsstörungen auf. Dies führt zu sehr langwierigen diagnostischen Maßnahmen. Schließlich ergibt sich auf Grund fehlender organischer Befunde und des verdächtigen psychischen Verhaltens mit tendenziösen Mechanismen die Verdachtsdiagnose einer hysterischen Lähmung oder Bewegungsstörung, die dann vom Psychotherapeuten bestätigt und schließlich auch behandelt werden muß.

3.4.3 Diagnostik

Für die Erkennung eines psychosomatischen Zusammenhanges bei allen schmerzhaften Muskel- und Gelenkerkrankungen sind folgende Punkte maßgebend:

- Die Beschwerden lassen sich oft nicht eindeutig auf organischer Basis erklären.
- Meist besteht eine Diskrepanz zwischen subjektivem Beschwerdebild und objektivem Befund.
- Oft sind überhaupt keine organischen Veränderungen erkennbar.
- Häufig hat der Patient bisher ohne Erfolg schmerzstillende oder antirheumatische Mittel bekommen.
- Sehr oft lassen sich schon bei den ersten körperlichen Untersuchungen Zeichen einer psychischen Verursachung erkennen.

Wenn sich Hinweise ergeben auf eine psychische Ursache, sollte versucht werden, dem Patienten eine Information zu geben über die Zusammenhänge zwischen psychischer Spannung und Muskelverspannung (Abb. 3).

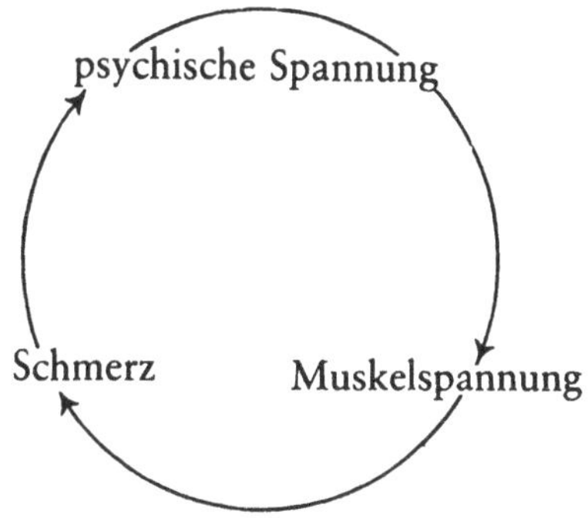

Abb. 3

Wie bei allen psychosomatischen Störungen ist es auch bei diesen Fällen wichtig, dem Patienten klarzumachen, daß seine schmerzhaften Beschwerden im Bereich von Muskeln und Gelenken durch seelische Unausgeglichenheit verursacht oder zumindest verschlimmert werden können. Diese Zusammenhänge leuchten den meisten Patienten schon nach kurzer Erklärung ein, da fast jeder weiß, daß das motorische System eng mit der psychischen Verfassung verbunden ist. Dabei sollte der Patient auch darüber informiert werden, daß ursächlich psychische Spannungen zum Teil unbewußt ablaufen können.

Schließlich wird ein betroffener Patient dann auch einsehen, daß es nicht nur auf die Behandlung der schmerzhaften Stellen oder der Funktionsstörungen ankommt, sondern auf eine Harmonisierung der psychischen Verfassung.

Der Patient muß zu einem Psychogeneseverständnis kommen. Er muß vorsichtig in diese Richtung geführt werden, da ihm diese Zusammenhänge anfangs nicht bewußt sind.

Mit der Frage nach dem Zeitpunkt des ersten Auftretens der Symptome kommt man dem entscheidenden Konflikt sehr nahe, auch wenn er nur eine auslösende Rolle gespielt hat.

Die Besprechung derartiger Auslösefaktoren und das Eingehen auf die Lebenssituation des Patienten in der besagten Zeit bringen für den Arzt wichtige Informationen, während der Patient langsam auf die psychische Ebene gelenkt wird. Natürlich müssen derartige Gespräche vorsichtig durchgeführt werden. Denn einerseits können hinter den Auslösefaktoren frühkindliche Erlebnisse von prägender Bedeutung stehen, die nur von einem tiefenpsychologisch erfahrenen Arzt bearbeitet werden können. Andererseits darf nicht vergessen werden, daß der Patient bisher nur auf der organischen Ebene mit organisch ausgeprägten Beschwerden gelebt hat. Daher kann die Berührung früherer Konfliktsituationen Spannungszustände und Ängste hervorrufen, die dann sofort angesprochen und durchgearbeitet, notfalls auch medikamentös abgefangen werden müssen.

3.4.4 Persönlichkeitsstruktur

In den zahlreichen tiefenpsychologischen Untersuchungen wird meist als psychodynamischer Hintergrund eine unterdrückte feindselige Haltung mit Umkehrung der Aggressivität nach innen beschrieben. Während vor Ausbruch der Erkrankung die Aggression in intensiver Form durch sportliche und motorische Aktivität abgeführt wurde, gelingt dies eines Tages nicht mehr. Es kommt zu einem erhöhten Muskeltonus durch ungenügende Abreaktion motorischer Energie. Dabei wird eine Entstehung von Gelenkveränderungen durch dauernde Anspannung von agonistischer und antagonistischer Muskulatur diskutiert.

In ähnlicher Weise wird auch darüber diskutiert, daß sich eine psychische Ausgeglichenheit hält, solange Abfuhr und Zurückhaltung von aggressiven und motorischen Impulsen im Gleichgewicht stehen. Das Ausbrechen von rheumatischen Beschwerden könnte dann damit erklärt werden, daß dieses Gleichgewicht nicht mehr gehalten werden kann.

Der Weichteilrheumatismus, der mit Schmerzen und Verspannungen im Bereich der Muskulatur einhergeht, zeigt meist schon von Anfang an eine Beteiligung von psychischen Mechanismen. Besonders bemerkenswert ist hierbei die Diskrepanz zwischen objektivem Befund und subjektiven Klagen. Gelegentlich stehen demonstrative Tendenzen im Vordergrund, auch erkennt man wesentlich mehr neurotische Elemente als bei der rheumatoiden Arthritis.

Beim Tic kann man im Grunde genommen meist von einem rein nervös bedingten Leiden ausgehen. Möglicherweise muß auch hier eine anlagebedingte Bereitschaft zu tonischen Muskelzuckungen angenommen werden. Die entscheidenden Mechanismen jedoch, die schließlich zu den tic-artigen Muskelzuckungen führen, sind psychogener Natur, so daß der untersuchende Arzt sehr bald schon die Konflikte und Spannungen herausfindet, die sich im Rahmen einer Somatisierung in Muskelzuckungen umgesetzt haben.

Beim Schiefhals haben psychoanalytische Untersuchungen herausgefunden, daß es sich dabei um ein symbolisches Abwehrphänomen handeln kann, wobei die Abwendung des Kopfes im übertragenen Sinne mit einer Abwendung von einem Konfliktbereich zusammenhängt.

Eine etwas andere Interpretation deutet auf die Veränderung der Kopfhaltung, den „Haltverlust", hin. Diese Einstellung wird als Folge eines Verlusterlebnisses interpretiert. Bei fast allen Untersuchungen wird zugegeben, daß eine präexistente extrapyramidale Funktionsstörung vorliegen muß, auf die sich dann psychogene Mechanismen aufbauen.

Der Schreibkrampf ist zwar oft Ziel einer psychoanalytischen und psychodynamischen Untersuchung gewesen, jedoch ergeben sich keine einheitlichen Persönlichkeitsstrukturen. Eine Störung des Zusammenspiels der Muskulatur beim Schreiben ist natürlich leicht vorstellbar, wenn man bedenkt, welche komplizierten Mechanismen dabei ablaufen.

Phänomene eines Schreibkrampfes sollen sich besonders bei Menschen entwickeln, die ehrgeizig sind und hohe Ansprüche an sich und ihre Umgebung stellen. Dadurch kommt es zu Konflikten in der sozialen Einstufung und in der Rangordnung.

Wenn man die schmerzhaften Muskelverspannungen einmal aus übergeordneter Sicht interpretiert, so kann man folgende psychodynamische Zusammenhänge aufzeigen:

- Cervikale Schmerzen: möglicherweise Ausdruck einer emotional erschwerten „Behauptung“, eines hartnäckigen „Gesicht-Wahrens“
- Dorsalgie: Ausdruck von Trauer, Verzweiflung. Kompensatorisch kommt es zur zwanghaft steifen und aufrechten Haltung
- Lumbalgie: Ausdruck einer psychischen Überlastung, gebeugte Haltung
- Brachialgie: Ausdruck einer gehemmten Aggression. Entladungsimpulse im motorischen Bereich werden zurückgehalten

3.4.5 Auswirkungen im Sozialbereich

Wenn man sich die erheblichen Funktionsstörungen und die starken Deformationen der Hände im Spätstadium einer rheumatoiden Arthritis vergegenwärtigt, so bedarf es keiner großen Phantasie, um sich die sozialen Auswirkungen solcher Krankheiten vorzustellen. Durch die Beeinträchtigung der Beweglichkeit kommt es zu erheblichen Ausfällen im Beruf und zur Hilfsbedürftigkeit im privaten Leben. Gelegentlich müssen sogar Umschulungsmaßnahmen eingeleitet werden. Es kann schließlich sogar zur Einleitung eines Rentenverfahrens kommen. Im privaten Bereich kann sich eine zunehmende Abhängigkeit von anderen Menschen entwickeln.

Die erstaunliche Gelassenheit, mit der die betroffenen Patienten ihr Leiden ertragen, führt glücklicherweise nicht zu emotionalen Veränderungen oder zu aggressiven Konflikten im sozialen Umfeld. Die Patienten mit einer rheumatoiden Arthritis nehmen ihr Schicksal geduldig auf sich und zeigen keine aggressiven Entladungen oder Reaktionen, obwohl sie meist vorher dafür bekannt waren, daß sie sich intensiv motorisch entfalteten. Insofern bleiben diese Patienten angepaßt und hilfsbereit.

Im Gegensatz dazu können Patienten mit einem sogenannten Weichteilrheumatismus durch die dramatische Hervorhebung ihrer Beschwerden zu einem sozialen Problem führen. Die Frage der Arbeitsfähigkeit ist nur mit Schwierigkeiten zu klären, und die behandelnden Ärzte kommen selbst in einen sozialen Konflikt, weil sie oft nicht wissen, ob sie mehr Druck auf den Patienten ausüben und damit seine Klagen zum Teil ignorieren sollen oder ob sie mehr auf die Beschwerden eingehen und die Krankheit berücksichtigen müssen.

Schiefhals, Tic und Schreibkrampf führen sehr schnell zu einer Verunsicherung des Patienten und begünstigen die Entwicklung einer sozialen Isolierung. Da sich die betroffenen Patienten meist der Psychogenese nicht bewußt sind, intensiviert sich der Trend zur Somatisierung immer mehr, so daß schließlich nur noch ein organisch anmutendes Leiden vorherrscht.

3.4.6 Therapie

Da bei vielen psychosomatischen Störungen im Bereich von Muskeln und Gelenken die Aggressionsproblematik eine entscheidende Rolle spielt, muß versucht werden, die verdrängten Aggressionen anzusprechen. Dieses Vorgehen darf aber nur ganz langsam und vorsichtig ablaufen, da der Patient bisher ein gewisses Gleichgewicht zwischen aggresssiver Expansion und geduldiger Unterwerfung gehalten hat. Ein zu starkes Hervorlocken aggressiver Impulse könnte dann mit neuen Abwehrmechanismen kompensiert werden, die dann bei der bekannten Neigung zur Somatisierung wieder neue Symptome an Muskeln und Gelenken hervorrufen. Alle psychotherapeutischen Verfahren müssen daher vorwiegend stützend und weniger analytisch ausgerichtet sein. Demnach müssen die ersten therapeutischen Schritte folgendermaßen aussehen:

- Aufbau eines tragenden therapeutischen Bündnisses auf Vertrauensbasis. Mehrere Kurzgespräche.
- Frage nach dem Zeitpunkt des ersten Auftretens der Beschwerden.
- Eventuell ans Tageslicht kommende Konflikte vorsichtig ansprechen und genauer umschreiben lassen.
- Bei spürbar aufkommenden aggressiven Impulsen oder bei Verschlimmerung der Symptomatik (Abwehrmechanismen) nicht weiter auf den Konflikt eingehen, sondern das Gespräch lieber wieder auf das Beschwerdebild lenken.
- Notfalls beruhigende Medikamente einsetzen (Atosil, Melleril, Dipiperon, Tranquilizer).
- Bei Aufflackern von aggressiven Impulsen oder bei Verstärkung des organischen Beschwerdebildes an Weiterleitung des Patienten an einen Nervenarzt denken.
- Gelegentliche Spannungszustände im Rahmen des Durchsprechens mit niedrig dosierten Neuroleptika abfangen (z. B. IMAP 1,5 mg jede Woche).

Gerade bei schmerzhaften Muskelverspannungen und Gelenkbeschwerden sind alle Formen von Entspannungsübungen und Lockerungsmaßnahmen besonders angezeigt. Hierzu gehören:

- Massagen zur Lockerung und zur Verbesserung der Muskeldurchblutung
- Autogenes Training
- Bewegungtherapie, tänzerische Gymnastik
- Bäder
- elektrophysiologische Maßnahmen

Dazu kommen noch folgende Möglichkeiten:

- muskelentspannende Medikamente (z. B. MUSARIL, VALIUM)
- analgetisch wirkende Stoffe aus der Gruppe der Antirheumatika
- Vitamin-B-Komplex oder nur Vitamin B 12
- bei einigen Patienten auch echte Antirheumatika

Da die Persönlichkeitsstruktur vieler Patienten mit rheumatoider Arthritis, mit Weichteilrheumatismus und mit Schiefhals sowie Schreibkrampf im Hintergrund depressive, depressiv-masochistische und zwanghafte Züge aufweist, sollte an den Einsatz von Antidepressiva und niedrig dosierten Neuroleptika gedacht werden. Einerseits führen diese Medikamente zu einer emotionalen Stabilisierung, so daß der Patient leichter an seinen psychischen Konflikt herangeführt werden kann. Andererseits können die psychischen Störungen, die gelegentlich schon zu Beginn parallel zu den körperlichen Beschwerden auffallen, gemildert werden. Erst recht helfen diese Medikamente bei dem Versuch, die bei der Konfliktbearbeitung ausgelösten aggressiven Impulse abzufangen und erträglich zu machen.

Unter den einsetzbaren Medikamenten kann man vor allem die Antidepressiva mit sedierender Komponente hervorheben. Sie haben zum einen eine stimmungsaufhellende Wirkung. Dadurch leidet der Patient nicht mehr so stark unter seinen organisch-funktionellen Beschwerden. Außerdem wird in einer gebesserten Stimmungslage nicht mehr so viel Spannungsenergie in den somatischen Bereich abgeleitet.

Weiterhin kommt es durch die sedierende Komponente dieser Antidepressiva zu einer Entspannung. Da die Medikamente bevorzugt abends genommen werden sollten, wird der Schlaf besser. In ausgeruhter Verfassung kann der Patient seine körperlichen Beschwerden wesentlich besser ertragen. Bekanntlich ist keine Medikamenten-Abhängigkeit zu befürchten.

Wenn erst einmal eine leichte emotionale Stabilität durch das Medikament eingetreten ist, dann kann man viel leichter die Lebenssituation bei Beschwerdebeginn erfragen und an den Konfliktherd herangehen.

Beispiele:	
▶ LAROXYL, SAROTEN, TRYPTIZOL:	abends 10 mg Steigerung möglich auf 50–75 mg
▶ STANGYL:	abends 25 mg Steigerung möglich auf 100 mg
▶ LUDIOMIL:	abends 25 mg Steigerung möglich auf 75 mg
▶ TOLVIN:	abends 10 mg Steigerung möglich auf 30–60 mg
▶ THOMBRAN:	abends ¼ oder ½ Tabs Steigerung möglich auf 1 Tabs
▶ APONAL, SINQUAN:	abends 10 mg Steigerung möglich bis auf 50 mg

Keine Gewöhnungsgefahr!

In zweiter Instanz kommen niedrig dosierte oder schwach potente Neuroleptika in Frage:

▶ IMAP 1,5 mg:	jede Woche 1 Amp. i. m.
▶ ORAP 1 mg:	jeden Morgen 1 Tablette
▶ ATOSIL:	mehrmals täglich 10 bis 20 Tropfen
▶ FLUANXOL 0,5 mg:	morgens 1 Dragee, evtl. auch mittags 1 Dragee

Keine Gewöhnungsgefahr!

Bei starkem Vorherrschen von Angst und Spannung können auch zusätzlich folgende Stoffe eingesetzt werden:

▶ INSIDON:	2 bis 3 Drag. täglich
▶ BESPAR:	2 bis 3 Drag. täglich

Keine Suchtgefahr!

3.4.7 Zusammenfassung des Kapitels über psychosomatische Störungen an Muskeln und Gelenken

Die Symptome einer rheumatoiden Arthritis, eines Weichteilrheumatismus und verschiedener Störungen in der Motorik wie Tic, Schiefhals und Schreibkrampf enthalten fast immer psychosomatische Enstehungsmechanismen. Bekanntlich schlägt seelische Spannung sehr leicht in Muskelverspannung um. Der bei Muskelverspannung entstehende Schmerz begünstigt wiederum seelische Spannungen, wodurch das Störungsbild im Sinne eines Circulus vitiosus verstärkt wird. Es leuchtet auch dem betroffenen Patienten ohne Schwierigkeiten ein, daß sich seelische Unausgeglichenheit, auch wenn sie durch frühere unbewältigte Konflikte bedingt ist, sehr oft im somatischen Bereich auswirkt und dort zu schmerzhaften Muskelverspannungen führen kann.

Das fehlende Gleichgewicht zwischen Agonist und Antagonist bei den Muskeln kann dabei auch zu Veränderungen an den Gelenken führen.

Die Behandlung muß sich vor allem auf die Lösung der Muskelverspannungen richten, was durch Autogenes Training und andere Entspannungsverfahren sowie mit Bewegungstherapie erreicht werden kann.

Letzten Endes können Psychopharmaka, besonders injizierbare Präparate, die die Passage über den Magen und den Darm umgehen, erfolgreich eingesetzt werden. Sie unterdrücken zum einen die Symptome. Zum andern stabilisieren sie aber den Patienten, damit er mit dem Arzt besser über die Psychogenese der Störung sprechen kann.

3.5 Urogenitalbereich

3.5.1 Bedeutung

Ähnlich wie beim Darm haben Vorgänge im Bereich von Blase und Niere eine symbolische Bedeutung für das Hergeben oder Behalten. Die Blasenentleerung enthält aber auch aggressive Bedeutung.

3.5.2 Symptome

Das Urogenitalsystem ist besonders empfindlich und reagiert auf psychische Störfaktoren sehr vielseitig. Es kommen bevorzugt folgende Symptome vor:

- Blasenentleerungsstörungen (Harninkontinenz, Harnverhaltung)
- Reizzustände (Reizblase, Prostatabeschwerden)
- Beim Mann: Erektionsstörungen
Ejakulationsstörungen
- Bei der Frau: Unterleibsbeschwerden
Kohabitationsbeschwerden (Dyspareunie, Vaginismus)
Orgasmusstörungen

- a) *Blasenentleerungsstörungen*

Die komplizierten Mechanismen bei der Entleerung der Blase sind sehr störanfällig. So kann es zu Inkontinenz oder zur Retention kommen.

Beachtenswert sind im psychosomatischen Bereich Zusammenhänge derartiger Blasenentleerungsstörungen mit situativen Belastungen. Man kann davon ausgehen, daß sich bei besonderen Belastungssituationen funktionelle Störungen im Bereich der Blase und der ableitenden Harnwege entwickeln, die entweder zu einer verstärkten Muskelanspannung mit entsprechender Behinderung des Durchflusses bzw. des Abflusses führen oder zu einer Erschlaffung der entsprechenden Muskeln mit unkontrolliertem Abfluß. Dabei finden sich dann keine organischen Veränderungen, weder anatomischer noch infektiöser oder neurologischer Ursache.

Die verstärkte Verspannung der glatten Muskulatur an der Blase drückt dabei den seelischen Spannungszustand aus, während die Erschlaffung einer Erschöpfung bzw. einem Kontrollverlust entspricht.

Bei Kindern ist deutlich zu erkennen, wie das Einnässen, also der Kontrollverlust mit Erschlaffung der Blasenschließmuskulatur, unmittelbar auf die psychische Verfassung hindeutet. Hier wird ein Appell an die Mutter erkennbar, der eine stärkere Zuwendung auf niederer Stufe im Sinne einer Regression erzwingen soll.

Bei vielen Entleerungsstörungen mit dem Bild einer Inkontinenz drückt sich ein Protest aus.

Im Gegensatz zur Inkontinenz zeigt die Retention mehr einen Hemmungscharakter. Schon bei Ekelgefühl oder Abscheu gegenüber schmutzigen Toilettenräumen entwickelt sich gelegentlich eine Harnverhaltung. Viele Menschen können ihre Blase nicht entleeren, wenn die Umgebung nicht ihren Vorstellungen von Sauberkeit und Intimität entspricht. Im übertragenen Sinne führt andererseits eine Abwehrhaltung gegenüber sexuellen Aktivitäten sehr leicht auch zur Harnverhaltung, besonders wenn die ableitenden Harnwege mit den Sexualorganen identifiziert werden. Aus diesem Grunde wird bei Frauen mit Harnverhaltung oft auch sexuelle Hemmung bis hin zum Vaginismus beschrieben.

• b) *Reizzustände*

Es gibt viele Vorstellungen über die Entwicklung von Reizzuständen an Blase und Nieren. Bei allen Theorien zeigt sich jedoch übereinstimmend eine These:

Ständige Spannung im vegetativen (autonomen) Nervensystem kann zu Reizzuständen im Bereich von Nieren, Blase und ableitenden Harnwegen führen (einschließlich Prostata).

Wenn demnach die glatte Muskulatur im Urogenitalsystem ständig durch dysharmonische Innervation von Seiten des vegetativen Nervensystems irritiert wird, kommt es infolge der Spasmen zu Schleimhautreizungen. Darüber hinaus kann durch die Regulationsstörung im vegetativen Nervensystem auch die Mikrozirkulation irritiert werden, was zu einer zusätzlichen Beeinträchtigung von Muskulatur und Schleimhaut führt.

Der Verdacht auf eine psychosomatische Störung besteht dann, wenn sich Reizzustände im Bereich von Nieren und Blase chronifizieren, wenn die Reizzustände rezidivieren oder wenn eine organisch ausgerichtete Therapie den Zustand nicht endgültig behebt.

Die Patienten klagen bei Reizzuständen über

- diffuse Schmerzen im Bereich der Nieren
- Druck auf der Blase
- Brennen beim Wasserlassen
- häufiges Wasserlassen
- diffuse Schmerzen im Dammbereich

Meist reichen die nachweisbaren und relativ geringen organischen Veränderungen nicht aus, um die Beschwerden der Patienten zu erklären.

Bei psychosomatischen Beschwerden im Urogenitalbereich besteht eine Diskrepanz zwischen objektivem Befund und dem Beschwerdebild.

- c) *Erektionsstörungen und Ejakulationsstörungen*

Voraussetzung für die Diagnostizierung einer Erektionsstörung als psychosomatisches Symptom ist der Ausschluß einer organischen Ursache. Vor allem müssen organische Prostata-Erkrankungen und arterielle Durchblutungsstörungen im kleinen Becken sowie Prozesse im Rückenmark ausgeschlossen werden. Dem aufmerksamen Arzt wird nicht entgehen, daß der Patient mit Erektionsstörungen schon bei Schilderung der Anamnese spezifische Spannungssituationen beschreibt, unter denen seine Störung regelmäßig auftritt. Darüberhinaus wird sich der kundige Arzt sehr schnell vergewissern können, ob ein Patient mit psychisch bedingten Erektionsstörungen zumindest nachts und am Morgen zu spontanen Erektionen fähig ist.

Wesentlich problematischer wirken sich die Ejakulationsstörungen aus. Es kann dabei zu zwei verschiedenen Formen kommen:

- Ejaculatio praecox
- verzögerte oder aufgehobene Ejakulation

Nach Ausschluß organischer Ursachen wird sich meist schon sehr bald zeigen, daß es sich um eine Störung der Rollenidentifizierung handelt und daß der betroffene Patient außergewöhnlich stark einem unangemessenen Leistungsdruck unterliegt.

- d) *Unterleibsbeschwerden, Kohabitationsbeschwerden und Orgasmusstörungen*

Ähnlich wie die Blasenmuskulatur kann auch die glatte Muskulatur im Bereich der Adnexe, des Uterus und der Vagina mit schmerzhafter Verkrampfung reagieren. Es kommt dann zu folgenden Störungen:

- Pelvipathie
- unspezifische Adnexitis
- Dyspareunie
- Vaginismus

Auch die damit verbundenen Schleimhautreaktionen wie übermäßige Sekretabsonderung bis zum Fluor oder übermäßige Trockenheit in Verbindung mit Juckreiz gehören sehr häufig in den Bereich psychosomatischer Störungen bei der Frau.

Von besonderer Bedeutung sind die Orgasmusstörungen der Frau, bei denen jedoch letzten Endes meist reine psychische Mechanismen im Störungsablauf vorliegen, so daß hier schon von Anfang an von einer vorwiegend psychischen und weniger psychosomatischen Erkrankung gesprochen werden kann.

3.5.3 Diagnostik

Symptome von Blasenentleerungsstörungen oder Reizzuständen im Urogenitalsystem bedürfen einer eingehenden Abklärung.

Wenn sich kein organischer Befund nachweisen läßt oder wenn die gefundenen organischen Veränderungen zu geringfügig sind für die Erklärung der Beschwerden, muß an das Vorliegen einer psychosomatischen Störung gedacht werden.

Meistens sind die Beschwerden im Bereich des Urogenitaltraktes sehr lästig und auch sehr schmerzhaft, so daß der betroffene Patient sehr schnell auf seine Beschwerdeproblematik fixiert wird. Mit dieser organisch ausgerichteten Vorstellung von seinen Beschwerden sucht der Patient den Arzt auf.

Nach Abschluß der diffizilen Diagnostik, die schließlich den funktionellen Charakter der Störung bestätigt, und somit das Vorliegen einer psychosomatischen Störung beweist, entsteht eine schwierige Situation für den behandelnden Arzt.

Auf der Seite des Patienten hat sich oft schon eine organische Fixierung auf dem Boden der Somatisierung enwickelt. Auf der Seite des Arztes – hier ist es meist der Urologe – besteht meist wenig Kenntnis der psychischen Hintergründe und wenig Zeit für psychologische Aktivitäten.

Die leichteren psychosomatischen Fälle können jedoch ohne weiteres beim erstbehandelnden Arzt bleiben. Nur schwerere Fälle müssen in spezifische psychotherapeutische Behandlung. Vor allem kommt es darauf an, die ersten Schritte in die Richtung der psychischen Ebene zu gehen.

Das Abschlußgespräch am Ende der organischen Durchuntersuchung muß bei psychosomatischen Patienten schon einen Durchbruch bringen zum Psychogeneseverständnis des Patienten.

Er muß erkennen und einsehen lernen, daß durch Unausgeglichenheit im vegetativen Nervensystem Störungen in der autonomen Innervation des Urogenitalsystems auftreten können, die zu Veränderungen in der Muskelfunktion und der Schleimhautfunktion in diesem Gebiet führen. Zu dieser Information gehört letzten Endes auch die Erkenntnis, daß psychische Faktoren sehr schnell zu einer Dysregulation im vegetativen (autonomen) Nervensystem führen, besonders wenn diese psychischen Einflüsse chronisch einwirken.

Je nach Zeit und Motivation kann der behandelnde Arzt nunmehr nach psychischen Störfaktoren suchen, wobei eine Unterscheidung zwischen frühkindlichen Einflüssen und situativen Lebensumständen wichtig ist.

Zeigen sich Hinweise dafür, daß psychische Konflikte schon immer vorhanden waren und sich mit Brückensymptomen durch das ganze Leben ziehen, so wird sich eine Weiterleitung des Patienten in psychotherapeutische Behandlung nicht umgehen lassen.

In allen anderen Fällen ergeben sich Zusammenhänge zwischen Erstmanifestation der Beschwerden und der zur gleichen Zeit bestehenden lebensgeschichtlichen Situation.

Es kommt darauf an, danach zu fragen, wann die Beschwerden erstmals auftraten und welche Lebenssituation damals vorlag.

Meistens erfährt der zuhörende Arzt dann, daß im beruflichen oder privaten Bereich konfliktreiche Situationen bestanden haben, denen entweder sofort oder nach einer Latenzzeit die ersten körperlichen Symptome im Urogenitalbereich folgten.

Das Gespräch über diese Konflikte, die partnerschaftliche und akzeptierende Haltung des Arztes stellen erste wichtige Schritte in der Therapie dar. Nur über die psychische Ebene ist eine Lösung des Problems möglich.

3.5.4 Persönlichkeitsstruktur

Ohne auf die komplizierte psychoanalytische Literatur näher einzugehen, können bei Patienten mit psychosomatischen Störungen im Bereich des Urogenitalsystems einige grundsätzliche Wesensmerkmale dargestellt werden.

Allgemein findet man bei einer großen Zahl dieser Patienten Probleme im Bereich der Aggressionsbewältigung. Die Inkontinenz kann man einerseits verstehen als sadistisch und aggressiv im Sinne des Treffens, Beschädigens und als Geltungsstreben. Der Patient versucht damit, seine aggressiven Beschädigungsphantasien zu befriedigen. Er ärgert andere Menschen mit seinem Verhalten, er bringt sie in Schwierigkeiten und setzt sie unter Druck. (Beispiel: Kinder mit Enuresis)

Andererseits kann Inkontinenz aber auch verstanden werden als passive Selbstaufgabe im Sinne eines „Fließenlassens“ unter Ausschaltung der Kontrolle. Hier hat der psychische Druck zu einer Resignation und zu einer Kapitulation geführt.

Gelegentlich kommen auch regressive Elemente zum Vorschein, wenn die Inkontinenz mehr als ein „Verschenken“ und ein „Sich-auslaufen-lassen“ gedacht ist.

Reizzustände im Urogenitalsystem können für eine starke libidinöse Besetzung dieser Region sprechen, so daß dem entsprechenden Gebiet eine versteckte sexuelle Rolle zugewiesen wurde. Oft handelt es sich dabei um Patienten, die ihre sexuellen Bedürfnisse nicht adäquat und zufriedenstellend abreagieren können oder die sich der Bedeutung des Beschwerdebildes im Sinne eines Suchens nach Ersatzbefriedigung nicht bewußt sind.

Bei den psychosomatisch bedingten Erektions- und Ejakulationsstörungen handelt es sich meist um Störungen der Identifikation und der Projektion. So hat oft der betroffene Mann ein falsches Bild von sich vor Augen oder er projiziert negative Erlebnisse auf die Partnerin. Häufig zeigen gerade Ejakulationsstörungen – und hier besonders die Ejaculatio praecox – einen überstarken Leistungsdruck mit Versagensangst im Hintergrund der Persönlichkeitsstruktur.

Ein störungsfreier Ablauf des sexuellen Aktes ist nur möglich, wenn keine störenden und hemmenden Hintergedanken vorliegen.

Kohabitationsbeschwerden der Frau im Sinne eines psychosomatischen Syndroms zeigen oft einen ängstlichen Hintergrund in der Persönlichkeitsstruktur. Dabei kann es sich um Erinnerungsreste von nicht adäquat verarbeiteten sexuellen Bildern handeln, so zum Beispiel, wenn eine Frau als Kind die sexuelle Szene zwischen Vater und Mutter gesehen und in ihrer infantilen Phantasie als aggressiven Akt interpretiert hat.

Der Arzt sollte bei psychosomatischen Störungen im Urogenitalbereich darauf achten, daß er nicht in die pathologische Entwicklung des Krankheitsbildes mit hineingezogen wird.

- Manche Patienten empfinden die Untersuchung am Unterleib als sexuelle Annäherung
- Das Katheterisieren der weiblichen Harnblase kann einem sexuellen Akt entsprechen
- Das Zeigen des Genitales kann exhibitionistische Züge beinhalten
- Die Entblößung der Unterleibsorgane kann zu einem Zusammenbruch der psychischen Abwehr führen

Gerade wegen der häufigen Probleme mit der Bewältigung von aggressiven Impulsen muß der Arzt bei Untersuchung und Behandlung darauf achten, daß er einerseits das aggressive Element, welches hinter manchem körperlichen Symptom steckt, nicht provoziert und daß er andererseits den Patienten nicht in eine noch stärkere Abwehrhaltung hineindrängt, wenn die Symptomatik mit einer schmerzhaften Verkrampfung bestimmter Regionen schon darauf hindeutet.

3.5.5 Auswirkungen im Sozialbereich

Störungen bei der Blasenentleerung können einen Menschen in die Isolation treiben. Es gibt jedoch auch Fälle, zum Beispiel bei Kindern, wo es sich sowohl bei der Harnverhaltung als auch ganz besonders bei der Inkontinenz um ein demonstratives Verhalten handelt.

Bestehende Partnerschaften werden durch Störungen der Blasenentleerung selten zerstört, allerdings kann der Aufbau einer Partnerschaft durch derartige psychosomatische Störungen erheblich behindert werden.

Wesentlich problematischer wirken sich die psychosomatischen Störungen im Bereich der Sexualorgane aus. Bisher gut abgelaufene Vorgänge können plötzlich bei einem neuen Partner behindert werden, was die Beziehung in Gefahr bringt. Oft ist die Störung schon länger vorhanden und hat zu einer Hemmung und Zurückhaltung Partnern gegenüber geführt, was schließlich bei introvertierten Patienten zu einer totalen Isolation dem anderen Geschlecht gegenüber führen kann.

3.5.6 Therapie

Voraussetzung für jegliches therapeutisches Bemühen ist zunächst die Vermittlung von Vertrauen und Akzeptanz, gerade bei Störungen im Urogenitalbereich. Der zuhörende Arzt ist oft der erste Mensch, der als Partner die Störung und ihre Hintergründe erfährt.

In dieser Situation muß der Arzt großes Verständnis zeigen und sowohl das störende Symptom als auch den problematischen Hintergrund akzeptieren. Wenn sowohl Arzt als auch Patient die Störfaktoren annehmen, können sie auch gemeinsam einen neuen Ausweg suchen und finden.

Wenn es gelingt, dem Patienten bewußt zu machen, daß ein unbewältigter Konflikt vorliegt, der zu dem organischen Störungsbild geführt hat und wenn im Gespräch über Möglichkeiten der Konfliktbewältigung gesprochen wird, dann hat man dem Patienten ein großes Stück geholfen auf dem Weg zur Symptombeseitigung. Es geht dabei nicht um die Beseitigung des Konfliktes und seines Umfeldes, sondern vorwiegend um die Bewußtmachung.

Oft müssen ärztliche Informationen über die Sexualorgane und die sexuellen Vorgänge gegeben werden, weil ein Teil der Störungen mit mangelnder Kenntnis bezüglich der eigenen Sexualität oder der sexuellen Situation des Partners zusammenhängt. Hier ist also ein Stück Aufklärungsarbeit zu leisten. Dabei wird es sich oft als notwendig und nützlich erweisen, wenn der Partner – soweit vorhanden – mit in die Gespräche einbezogen wird. Besonders bei den sexuellen Störungen läßt sich schon dadurch eine Besserung erzielen, daß der Partner ganz bewußt auf jeglichen Druck verzichtet.

Stellt sich im Gespräch heraus, daß ein starker psychischer Druck vorhanden war oder durch das Gespräch entstanden ist, so sollte parallel ein Psychopharmakon eingesetzt werden.

Zur Entlastung von innerer Spannung und Angst:	
▶ IMAP 1,5 mg:	wöchentlich 1 Amp. i. m. (4–6 Wochen)
▶ FLUANXOL 0,5 mg:	täglich 1 Drag. morgens, evtl. auch mittags
▶ INSIDON:	täglich 1 bis 3 Drag.
▶ ORAP 1 mg:	jeden Morgen 1 Tabl.
	Keine Suchtgefahr!

Für akute Fälle mit sofortiger Therapiewirkung:	
▶ FRISIUM 10 mg:	täglich 1 bis 2 Tabl.
▶ DEMETRIN:	täglich 1 bis 2 Tabl.
▶ TRECALMO TABS:	täglich mehrmals ¼ Tabs
	Abhängigkeitspotential beachten

▶ Bei FRISIUM, DEMETRIN und TRECALMO müssen die Einschränkungen beachtet werden, die sich aus ihrem Suchtpotential als Tranquilizer ergeben.

Bei mehr depressiv getöntem psychischen Hintergrund empfiehlt sich der Einsatz von Antidepressiva:

Mit beruhigender Komponente:	
▶ APONAL 10 mg:	abends 1–2 Drag. evtl. 25 mg Drag.
▶ LAROXYL 10 mg: ▶ SAROTEN 10 mg:	abends 1–2 Drag. evtl. 25 mg Drag.
▶ ANAFRANIL 10 mg:	abends 1–2 Drag. evtl. 25 mg Drag.
▶ TOLVIN 10 mg:	abends 1–2 Drag. evtl. 30 mg Drag.
▶ THOMBRAN TABS:	abends ¼ Tabs evtl. ½ bis ¾ Tabs
	Keine Suchtgefahr!

Mit anregender Komponente:	
▶ TRAUSABUN 10 mg:	1–3 mal täglich 1 Drag.
▶ TOFRANIL 10 mg:	1–3 mal täglich 1 Drag.
▶ VIVALAN:	½ Tabl. morgens, evtl. auch mittags
	Keine Suchtgefahr!

Der Patient muß darüber aufgeklärt werden, daß die zusätzliche Verordnung von Psychopharmaka nur dazu dient, die inneren Spannungen und die vegetativen Regulationsstörungen zu beheben. Er kann aber auch damit rechnen, daß durch die Wirkung der Psychopharmaka ein Teil der somatischen Beschwerden verschwindet.

Die Gespräche mit dem Patienten brauchen nicht länger als 5 bis 10 Minuten zu dauern, sie sollten aber wiederholt angesetzt werden.

Die Psychopharmaka sollten sobald wie möglich reduziert oder abgesetzt werden.

Als zusätzliche therapeutische Möglichkeit sollte an den Einsatz von entspannenden Techniken wie zum Beispiel das Autogene Training gedacht werden. Gerade beim Autogenen Training kann durch Entspannung der willkürlichen Muskulatur eine entlastende Wirkung auf das vegetative Nervensystem erreicht werden, womit das psychosomatische Beschwerdebild behoben wird. Man kann auch in Erweiterung des Autogenen Trainings durch formelhafte Vorsätze auf die spezielle Beschwerdeproblematik des Patienten einwirken.

3.5.7 Zusammenfassung des Kapitels über psychosomatische Störungen im Urogenitalbereich

Der besonders empfindliche Bereich des Urogenitaltraktes zeigt bekanntlich sehr enge psychosomatische Korrelationen. Störungen bei der Blasenentleerung und Reizzustände an der Blase sowie an der Prostata hängen oft unmittelbar mit psychischen Ursachen zusammen. Die symbolische Bedeutung derartiger Störungen im Sinne von Geben und Nehmen ist nicht zu verkennen.

Dies zeigt sich ganz besonders bei den sexuellen Störungen. Zu diesen gehören beim Manne die Erektions- und Ejakulationsstörungen und bei der Frau die allgemeinen Unterleibsbeschwerden sowie Kohabitationsbeschwerden und Orgasmusstörungen.

In der Persönlichkeitsstruktur finden sich Probleme in der Aggressionsbewältigung und bei der Einstellung zu sexuellen Bedürfnissen.

Die Therapie muß besonders vorsichtig gehandhabt werden, da hier ein sehr intimer Bereich des Patienten berührt wird. Es geht dabei um den Aufbau einer vertrauensvollen Beziehung zwischen Arzt und Patient. Gelegentlich müssen aufklärende Gespräche eingeschaltet werden, wobei auch die Einbeziehung des Partners wichtig sein kann.

Besonders wichtig ist der Versuch, den Patienten zum Sprechen zu bringen. Dabei sollte das Gespräch weg von der Symptombeschreibung zu auslösenden Situationen führen, womit das Verbleiben auf der psychischen Ebene gefördert wird.

Psychopharmaka haben hier nur stützenden und überbrückenden Charakter.

3.6 Haut

3.6.1 Bedeutung

Kaum ein anderer somatischer Bereich drückt die psychischen Vorgänge so direkt aus wie die Haut. Die psychischen Spannungen werden im wahrsten Sinne des Wortes „ausgedrückt“, nämlich durch die Haut.

Etwas geht unter die Haut.
Jemand wird blaß vor Schreck.
Jemand errötet vor Scham.
Man fährt aus der Haut.
Jemand hat eine dicke Haut.

3.6.2 Symptomatologie

Bei weiter Fassung der psychosomatischen Hautveränderungen kann man folgende Störungen einbeziehen:

- Chronisches Ekzem bzw. Neurodermitis
- Urtikaria
- Pruritus
- Alpecia areata
- Erythrophobie, Hyperhidrosis

Die einfachste Auswirkung der Psyche auf die Haut sieht man beim Erröten aus Zorn, beim Erblassen aus Schreck und bei Schweißausbruch bei Erregung. In ähnlicher Weise kann man sich das Hautjucken erklären, welches zum Teil schon beim Anhören von Erzählungen über Hautparasiten auftreten kann.

Es gibt auch Hautveränderungen im Sinne von Artefakten. Hier hat aber nicht die Psyche einen direkten Einfluß auf die Haut. Es handelt sich vielmehr um eine mechanische Einwirkung durch Manipulation des Patienten, ausgelöst durch eine psychische Spannungssituation. Zu derartigen Bildern gehören Vorgänge wie Kratzen, mutwillige Verletzungen, absichtliche Verbrennungen usw.

Für die tägliche Praxis sollen zwei wichtige Störungen besonders hervorgehoben werden:

- a) *Neurodermitis (sogenanntes endogenes Ekzem)*

Bei der Neurodermitis handelt es sich um ekzemartige Hautveränderungen mit verdickten, schuppenden Hauteffloreszenzen. Meist ist das Nervensystem beteiligt. Beim Ekzem sieht man oft flächenhafte Effloreszenzen mit Bildung von Bläschen, Knötchen oder Schuppungen. Beim Säugling faßt man diese Veränderungen unter dem Begriff Milchschorf zusammen.

• b) *Urtikaria*

Die Urtikaria ist die häufigste Form einer allergischen Überempfindlichkeit der Haut. Es kommt dabei zur Quaddelbildung, eventuell auch zur Entwicklung von Bläschen mit starkem Juckreiz.

Viele Patienten mit derartigen Störungen weisen erhebliche Kratzspuren auf, wodurch das Erscheinungsbild überlagert werden kann.

3.6.3 Diagnostik

Wenn man nicht sehr gute Erfahrungen mit dermatologischen Erkrankungen hat, wird die Diagnose einer Neurodermitis beziehungsweise eines Ekzems meist sehr schwer sein. Die endgültige Diagnose bleibt dem Dermatologen überlassen.

Bei der Urtikaria ist das Bild schon wesentlich klarer. Die Diagnose einer allergischen Erkrankung der Haut steht in vielen Fällen rasch fest, auch wenn die Erkrankung noch nicht genau eingestuft werden kann.

Sobald sich Tendenzen einer Chronifizierung zeigen, sollte immer auch an eine psychische Ursache der Hautveränderungen gedacht werden.

Wenn die Diagnose einer Neurodermitis, eines endogenen Ekzems oder einer Urtikaria unklarer Genese gestellt wurde, sollte das Krankheitsbild von vornherein auf psychosomatische Zusammenhänge hin untersucht werden.

Schon sehr früh muß hier der Psychiater beziehungsweise der Psychotherapeut eingeschaltet werden.

3.6.4 Persönlichkeitsstruktur

Bei der Neurodermitis haben analytische Untersuchungen Probleme in der Beziehung zur Mutter aufgedeckt. Im Wunsch nach Nähe entwickeln sich Symbiosebestrebungen. Dabei kommt es zu einer Ambivalenz zwischen dem Wunsch nach Nähe sowie Versorgung und dem Freiheitsdrang. Nach Alexander entwickelt sich die ekzematöse Hautveränderung dann, wenn bei einem exhibitionistischen Durchbruch Schuldgefühle auftreten.

Als psychodynamischer Hintergrund schält sich das Bedürfnis nach Hautkontakt heraus. Meist sind die Patienten in der Kindheit bei der Zuwendung durch die Mutter zu kurz gekommen.

Die erblich bedingte Form der Urtikaria wird ausgelöst durch einen Konflikt. Die Ursache liegt meist in einer neurotischen Entwicklung. Tiefenpsychologisch findet man eine masochistische Einstellung mit Abhängigkeitsbestrebungen zu starken Partnern. In der frühen Kindheit finden sich meist starke Bindungen an eine überbesorgte Mutter.

3.6.5 Auswirkungen im Sozialbereich

Es ist oft erstaunlich, mit welcher Geduld einzelne Patienten ihre schlimmen Hautveränderungen ertragen. Sicher spielt hier der lange Krankheitsverlauf eine entscheidende Rolle. Meist hat sich der Patient schon in irgendeiner Form mit seiner Krankheit arrangiert. Es bestehen zeitweise Rückzugstendenzen, da der Ausbruch von expansiven Bestrebungen schnell mit Schuldgefühlen erlebt wird. Darüberhinaus entsteht auch durch das abweisende Verhalten der Umgebung eine Begünstigung der Isolierung.

Beeinträchtigungen des normalen Arbeitsablaufes können zu Leistungsstörungen und beruflichen Konflikten führen.

Der behandelnde Arzt und die Partner des Patienten sind oft der einzige und wichtigste Bezugspunkt zur Umwelt.

3.6.6 Therapie

Schon seit sehr langer Zeit hat man die Hautveränderungen bei Neurodermitis und Urtikaria sowohl somatisch als auch psychotherapeutisch behandelt. Während früher versucht wurde, durch Stabilisierung des vegetativen Nervensystems auf die pathologischen Hautveränderungen einzuwirken, stehen heute aufdeckende psychotherapeutische Behandlungen im Vordergrund.

Somit sollte ein Patient mit Neurodermitis, Ekzem oder Urtikaria immer auch tiefenpsychologisch untersucht werden, um die Frage einer Psychotherapie abzuklären.

Wenn man die medikamentöse Seite der Therapie betrachtet, so gibt es natürlich Fälle, wo Psychopharmaka durch ihre stabilisierende und beruhigende Wirkung einen Einfluß auf psychogene Hautveränderungen bewirkt haben. So kann ein Antidepressivum gelegentlich eine deutliche Linderung und einen Rückgang der Symptomatik erreichen.

Besonders bei den leichten Formen psychosomatischer Hautveränderungen können derartige Effekte erreicht werden. Ein Patient mit Erythrophobie kann unter einem Antidepressivum wesentlich gelassener werden, so daß er nicht mehr so oft errötet.

Beispiele für antidepressive Therapie:

▶ **VIVALAN:**	**morgens und mittags ½ Tabl.**
▶ **TRAUSABUN 10 mg:**	**morgens u. mittags 1 Drag.**
▶ **NOVERIL RETARD:**	**morgens ½ oder 1 Tabl.**
▶ **TOFRANIL 10 mg:**	**morgens u. mittags 1 bis 2 Drag.**

Keine Suchtgefahr!

Eine Hyperhidrosis kann durch Neuroleptika verschwinden oder zumindest zurückgehen.

Beispiele für neuroleptische Therapie:

▶ **IMAP 1,5 mg:**	**jede Woche 1 Amp. i. m.**
▶ **ORAP 1 mg:**	**morgens 1 Tabl.**
▶ **MELLERIL RETARD:**	**morgens u. evtl. mittags 1 Tabl.**
▶ **FLUANXOL 0,5 mg:**	**morgens u. evtl. mittags 1 Drag.**

Keine Suchtgefahr!

Bei den meisten Störungen stehen allerdings psychotherapeutische Verfahren im Vordergrund. Dies gilt besonders für die Neurodermitis und die Urtikaria.

Die Frage nach dem Zeitpunkt des ersten Auftretens der Symptome kann eine Auslösesituation aufdecken. Damit sind jedoch die Pathogenese und die Psychodynamik noch lange nicht berührt. Gerade diese Bereiche aber sind es, die einer Aufdeckung bedürfen in der Therapie. Dies ist fast immer Aufgabe eines Psychotherapeuten.

Somit ergeben sich für den Hausarzt oft neben den verschiedenen dermatologischen Behandlungsverfahren keine selbst durchführbaren psychotherapeutischen Möglichkeiten.

3.6.7 Zusammenfassung des Kapitels über psychosomatische Störungen im Bereich der Haut

Viele seelische Spannungen drücken sich in Form von psychosomatischen Hauterkrankungen aus. Dies gilt vor allem für die Neurodermitis beziehungsweise für das chronische Ekzem und für die Urtikaria.

Aber auch Haarausfall, Errötungsfurcht und vermehrtes Schwitzen zeigen enge Verbindungen zu seelischen Ursachen.

In der Persönlichkeitsstruktur derartig betroffener Patienten findet man häufig eine Ambivalenz zwischen Nähe, Versorgung, Symbiose und Drang nach Freiheit und Selbständigkeit.

Sehr oft liegen neurotische Entwicklungen zugrunde, die dann einer spezifischen Psychotherapie zugeführt werden müssen.

Psychopharmaka können die allgemeinen und auch die spezifischen psychotherapeutischen Bemühungen unterstützen. Bewährt haben sich Antidepressiva und hochpotente Neuroleptika in niedriger Dosierung.

3.7 Stoffwechsel und Hormone

3.7.1 Bedeutung

Psychosomatische Gesichtspunkte bei Störungen im Bereich von Stoffwechsel und Hormonen haben in der Praxis keine vorrangige Bedeutung. Sie sollen daher hier nicht in voller Ausführlichkeit dargestellt werden. Dennoch muß daran gedacht werden, daß psychische Ursachen in erheblichem Ausmaße als Störfaktoren in diese Krankheitsbilder eingreifen.

Wenn ein Patient in diesem Bereich organische Krankheitssymptome entwickelt, dann stehen diese derartig im Vordergrund, daß zunächst gar nicht an die psychischen Ursachen und Begleitumstände gedacht wird. Gerade diese Erkrankungen zeigen aber auch, wie leicht sich die psychosomatischen Korrelationen umkehren können in somatopsychische Beziehungen. Damit stehen dann zwar psychische Faktoren in der diagnostischen Erwägung, sie sind jedoch nicht Ursache, sondern Folge der Organerkrankung.

3.7.2 Symptome

Psychosomatische Probleme können am ehesten bei folgenden Störungen des Stoffwechsels und der Hormone auftreten:

- Hyperthyreose
- Diabetes
- Amenorrhoe
- Anorexia
- Fettsucht
- Nebennierenstörungen

Wenn derartige Störungen zur Behandlung anstehen, befaßt sich der untersuchende Arzt vorwiegend und zunächst fast ausschließlich mit den organischen Symptomen. Sie lassen sich meist ohne Schwierigkeiten einordnen. Erst in zweiter Instanz werden die psychischen Faktoren beachtet. Daher erübrigt sich hier die Aufzählung der zahlreichen Symptome aus dem organischen Bereich.

3.7.3 Diagnostik

Obwohl die Ansichten über psychosomatische Zusammenhänge geteilt sind, kann man davon ausgehen, daß bei einem Teil der Störungen psychische Faktoren einen Einfluß ausüben.

- a) *Hyperthyreose*

Die bekannten psychischen Begleiterscheinungen bei einer Hyperthyreose – sie haben nichts gemeinsam mit den Ursachen – zeigen in der Praxis sehr oft, wie organische und psychische Faktoren miteinander verwoben sind und wie stark sich beide Bereiche wie in einem Regelkreis aufschaukeln können.

Wenn man schon üblicherweise die psychischen Begleiterscheinungen bei einer

Hyperthyreose beachtet, dann sollte man zumindest auch nach psychischen Faktoren suchen, die für die Entstehung und Unterhaltung einer Hyperthyreose mit verantwortlich gemacht werden können.

- b) *Diabetes*

Ähnliche Zusammenhänge gelten auch für den Diabetes. Sicherlich muß als Basis eine organische Ursache angenommen werden. Jedoch sollte nicht vergessen werden, daß Streß und andere seelische Belastungen kurzfristige Regulationsstörungen im Zuckerhaushalt hervorrufen können und daß ein bislang nicht erkannter Diabetes durch derartige psychische Faktoren aus der Latenz gehoben werden kann und dann manifest wird.

Auch gibt es immer wieder Fälle, wo die medikamentöse Einstellung des Diabetes Schwierigkeiten bereitet, weil psychische Faktoren störend in die Stoffwechselregulation und die medikamentöse Einstellung eingreifen.

Psychische Ursachen für Stoffwechselentgleisungen:

- seelische Überlastung
- Alkoholabusus
- infantiles Eßverhalten
- latente Suicidalität
- hirnorganische Wesensänderung

- c) *Amenorrhoe*

Bei einer Amenorrhoe, besonders der sekundären Form, geht jeder Gynäkologe in seinen ätiologischen Erwägungen von psychischen Faktoren aus. Bekanntlich ist dieser Bereich des hormonellen Systems sehr störanfällig, so daß schon bei unwesentlichen Belastungen die Periodenblutung ausbleiben kann.

Eine Amenorrhoe kann vorkommen bei:

- Lageraufenthalt
- Inhaftierung
- Angst vor Ereignissen
- Reisen
- Prüfungsstreß

Verständlicherweise widmet sich der untersuchende Arzt bei derartigen Störungen von Anfang an auch den psychischen Ursachen.

- d) *Anorexia nervosa*

Eine klassische psychosomatische Störung liegt bei der Anorexia nervosa vor, bei der es zu einer extremen Abmagerung kommen kann.

Die vorherrschenden Symptome sind:

- Abmagerung
- Störung des Eßverhaltens

- provoziertes Erbrechen
- Amenorrhoe
- Obstipation

Ohne Zweifel gibt eine Abmagerung grundsätzlich zu intensiven organisch ausgerichteten Untersuchungen Anlaß. Wenn aber keine wesentlichen pathologischen Organbefunde vorliegen und aus der gesamten Lebenssituation eines Menschen heraus Verdachtsmomente für eine psychische Ursache auftauchen, dann liegt die Diagnose einer Magersucht nicht fern. Bei weiblichen Anorexie-Patienten ist oft eine Beziehungsstörung zwischen Mutter und Tochter zu erkennen. Interessant ist auch in diesem Zusammenhang, daß die Mutter oft als „pathoplastischer" Faktor beim ersten Untersuchungstermin mitkommt.

Tiefgreifende Untersuchungen zur Hintergrundproblematik und zur psychischen Entwicklung sind für den Allgemeinarzt bei einer Magersucht nicht zu empfehlen. Die Patienten sollten grundsätzlich einem Nervenarzt mit der Frage einer Psychotherapie vorgestellt werden.

- e) *Fettsucht*

Bei der Fettsucht bestehen abgesehen von einigen rein organisch bedingten Bildern immer psychosomatische Zusammenhänge. Sehr oft muß der Hausarzt dabei die Eßgewohnheiten seiner Patienten erfragen und durchsprechen. Schon dieser Bereich ergibt bei vielen Patienten mit Fettsucht wichtige Hinweise auf Ursache und Entwicklung der Störung.

Sollte sich keine organische Ursache finden, muß daran gedacht werden, daß folgende psychische Ursachen in Frage kommen:

- Kummer, Enttäuschung durch Verlust einer Bezugsperson
- Depressionen durch traurige Verarbeitung eines Erlebnisses
- Soziale Isolierung und Leere durch Kontaktverlust
- Infantile Ersatzbefriedigung im Sinne einer Verwöhnung nach Verlusterlebnissen
- Länger anhaltende Belastung durch Prüfungsstreß oder Erwartungshaltung

- f) *Nebennierenstörungen*

Abschließend sei noch auf die psychisch bedingten Veränderungen der Nebennierenfunktionen hingewiesen. Bekanntlich kann plötzlicher Streß zu einer verstärkten Produktion von Adrenalin führen (sogenannte Adrenalin-Ausschüttung). Aber auch Veränderungen in der Produktion von Glukokortikoiden und anderen Stoffen sind denkbar. Grundsätzlich sollte auch hier daran gedacht werden:

Wenn eine Störung in der Hormonproduktion und im Bereich des Stoffwechsels organisch nicht ausreichend erklärt werden kann, sollte immer auch an psychosomatische Zusammenhänge gedacht werden.

3.7.4 Persönlichkeitsstruktur

Während einige Autoren nicht an den Einfluß von psychischen Faktoren bei der Hyperthyreose glauben, stellen andere die Theorie auf, daß es sich möglicherweise um eine überstürzte Reifung handelt, die zu einem extremen Streß führt, wobei es dann eines Tages zum Zusammenbruch des gesamten Systems kommt.

Grundsätzlich kann man davon ausgehen, daß labile und selbstunsichere Persönlichkeitsstrukturen sicher einen störenden Faktor bei der Regulierung von Stoffwechsel und Hormonen darstellen. Dies gilt vor allem für psychosomatische Einflüsse beim Diabetes und bei der Amenorrhoe. Es gibt Hinweise darauf, daß bei der Amenorrhoe die Identifizierung mit der weiblichen Rolle nicht gelingt oder daß andere Rollenkonflikte vorliegen.

Ganz besonders ausführlich ist die Persönlichkeitsstruktur bei Anorexia nervosa beschrieben worden. Im Vordergrund steht psychodynamisch die Ablehnung der eigenen sexuellen Rolle beziehungsweise die ungenügende Identifizierung mit der eigenen Rolle. Die Psychodynamik spielt sich vorwiegend auf der oralen Ebene ab, was einer Regression entspricht. Zeitweise erkennt man starke asketische Züge, die gekoppelt sind mit einer Tendenz, alles Triebhafte zu kontrollieren.

Sehr eingehend sind auch die genetischen Aspekte bei der Fettsucht bearbeitet worden. Dabei weisen analytische Arbeiten meist auf die Fixierung an die orale Befriedigung hin. Oft finden sich auch Hinweise auf orale Verwöhnung in der Kindheit. Das übermäßige Essen erklärt sich als symbolischer Ersatz für fehlende Befriedigung in der Zuwendung durch andere. Wenn schon die anderen nicht freundlich zum Patienten eingestellt sind, so will der Patient zumindest sich selbst etwas Gutes tun.

Fast immer drückt sich in diesem Verhalten eine starke Infantilität aus.

3.7.5 Auswirkungen im Sozialbereich

Während die sozialen Auswirkungen von psychosomatischen Störungen bei Hyperthyreose und Diabetes nicht ohne weiteres in ein einheitliches Bild zusammengefaßt werden können, läßt sich dies bei der Amenorrhoe und bei der Fettsucht wesentlich leichter zeigen.

Die Amenorrhoe symbolisiert im Grunde genommen den Verlust des weiblichen Sexualbildes oder zumindest seine Behinderung. Verständlicherweise müssen solche Tendenzen zur Darstellung einer weiblichen Identität in Krisenzeiten und Spannungssituationen zugunsten anderer wichtiger Tendenzen zurückgestellt werden.

Einerseits wird in Krisenzeiten (Lageraufenthalt, Kriegsereignisse, Streß) die ganze Persönlichkeitsstruktur der betroffenen Frau zur Bewältigung der Krisenspannung in Anspruch genommen. Andererseits kann sich hinter einer Amenorrhoe als psychosomatisches Krankheitsbild eine sexuell neutrale Rolle verbergen, oft mit rationalisierender Verhaltensweise im Sinne einer übersteigerten Emanzipation.

Die Anorexia nervosa ist ein typisches Beispiel dafür, wie stark die sozialen Auswirkungen sein können. Zu beachten ist ganz besonders, daß die Patienten eine bestimmte Tendenz im sozialen Bereich verfolgen. Durch die Verleugnung der eigenen Geschlechtsrolle und der Körperidentität werden Triebkräfte frei für ganz persönliche Ideologien. Dies kann zu sehr starker Isolierung bis zur Askese führen.

Gelegentlich deuten sich aber auch Tendenzen in Richtung einer leistungsbezogenen Arbeitsaufnahme an. Die Patienten entwickeln dann großes Interesse für rein rationale Berufe und zeigen starke Emanzipationsbestrebungen.

3.7.6 Therapie

Alle therapeutischen Maßnahmen im Bereich von Störungen des Stoffwechsels und der Hormone müssen natürlich zunächst darauf gerichtet sein, die gestörte Funktion zu beeinflussen, alle weiteren Schritte bedürfen eines sehr feinen Einfühlungsvermögens.

Wenn man bei der Hyperthyreose davon ausgeht, daß in der Psychodynamik erhebliche Streßfaktoren mitwirken, kann es von großem Vorteil sein, dem Patienten die Spannung zu nehmen. Dies kann geschehen durch Annehmen des Patienten und Eingehen auf seine Symptome. Außerdem können Entspannungsübungen empfohlen oder sogar mit dem Patienten zusammen erarbeitet werden. Schließlich muß auch an den Einsatz beruhigender und spannungslösender Medikamente gedacht werden. Oft werden allein schon deshalb Medikamente eingesetzt, weil sich als Folge einer Hyperthyreose gehäuft Unruhe, Angst und Tachykardie einstellen.

Ein entgleister Diabetes oder eine Erstmanifestation nach vorheriger Latenz kann intensive Therapie im psychosomatischen Bereich erforderlich machen:

- Regulierung der Lebensweise
- Bessere Einstellung zur Krankheit
- Abbau infantiler Trotzhaltungen
- Regelmäßige Medikamenten-Kontrolle

Wiederum sind besonders die Umstände mit dem Patienten zu besprechen, die zur Auslösung der Krankheit oder zu ihrer Verschlimmerung beigetragen haben.

Die Frage nach den Lebensumständen, die bei Ausbruch des Krankheitsbildes bestanden haben, führt unmittelbar zur psychischen Problematik und hilft, dem Patienten die Psychogenese seiner Störung erklärbar zu machen.

Oft hat ein Patient noch gar nicht begriffen, daß seine Lebensweise oder seine Einstellung zum Krankheitsbild einen entscheidenden Einfluß auf den weiteren Verlauf ausüben. Dies gilt zum Beispiel ganz besonders für den Diabetes. Sobald das Gespräch auf diese Dinge gelenkt wird, kann sich ein Psychogeneseverständnis entwickeln. Gleichzeitig eröffnen sich Wege zum Abreagieren und zum Durcharbeiten aufgestauter Konfliktspannungen.

Bei vielen Patienten muß darüber gesprochen werden, was sie bei ihren Eß- und Trinkgewohnheiten falsch machen oder wo sie eine falsche Einstellung zu Konflikten entwickelt haben. Oft sind es nur Gleichgültigkeit und Trägheit, die eine falsche Einstellung zum Krankheitsbild hervorgerufen haben.

Unter den Medikamenten, die sich in diesem Bereich besonders bewährt haben, müssen die Antidepressiva hervorgehoben werden. Sie führen neben ihrer stimmungsaufhellenden Wirkung auch zu einer Harmonisierung im psychischen und vegetativen Bereich, so daß sich die bisherigen Einflüsse von der psychischen zur somatischen Ebene abschwächen lassen. Automatisch läßt die somatische Funktionsstörung in ihrer Intensität nach, was gleichzeitig mit einem verminderten Leidensdruck des Patienten einhergeht.

Ein weiterer Vorteil liegt darin, daß der Patient unter diesen Medikamenten leichter an seine auslösenden Konflikte herangeführt werden kann. Damit wird das Gespräch über psychische Faktoren, die dem Patienten bisher nicht bewußt waren, für Arzt und Patient wesentlich erleichtert.

Im Gespräch mit dem Patienten sollte jedoch darauf geachtet werden, ob sich bei Berührung der Auslösesituation irgendwelche depressiven Verarbeitungen erkennen lassen, damit die antidepressive Therapie auch mit Begründung eingesetzt werden kann.

▶ **LAROXYL, SAROTEN, TRYPTIZOL:**	**abends 25–50 mg als einmalige Tagesdosis**
▶ **VIVALAN:**	**morgens u. mittags ½ Tabl. oder 1 Tabl.**
▶ **TOLVIN:**	**abends 10–30 mg als einmalige Tagesdosis.**

Keine Suchtgefahr!

Wenn es darum geht, den Patienten zu beruhigen, ihm seine Ängste und Spannungen zu nehmen, um dadurch besser die auslösende Situation und die psychischen Einflüsse dieser Zeit bearbeiten zu können, sollten zunächst Neuroleptika eingesetzt werden.

▶ IMAP 1,5 mg:	alle 8 Tage 1 Amp. i. m.
▶ ORAP 1 mg:	jeden Morgen 1 Tabl.
▶ FLUANXOL 0,5 mg:	morgens (evtl. auch mittags) 1 Drag.
▶ MELLERIL RETARD 30 mg:	morgens 1 Tabl.

Keine Suchtgefahr!

Als Alternative kommen in Frage:

▶ BESPAR 5 mg:	bis zu 3 × tägl. 1 Tabl.
▶ INSIDON:	bis zu 3 × tägl. 1 Drag.

Keine Suchtgefahr!

Erst in letzter Instanz können auch Tranquilizer eingesetzt werden:

▶ FRISIUM 10 mg:	bis zu 3 × 1 Tabl. tägl.
▶ DEMETRIN 10 mg:	bis zu 3 × 1 Tabl. tägl.
▶ TRECALMO TABS:	bis zu 3 × tägl. ¼ bis ½ Tabs
▶ TRANXILIUM TABS:	bis zu 3 × tägl. ¼ bis ½ Tabs
▶ ALBEGO 10 mg:	bis zu 3 × 1 Drag. tägl.
▶ LIMBATRIL TABS:	bis zu 3 × ¼ bis ½ Tabs

Abhängigkeitspotential beachten!

Von großer Wichtigkeit ist immer, daß alle Medikamente in den gesamten Therapieplan eingebaut werden. Sie dürfen nicht isoliert eingesetzt oder als einzige Therapie verwendet werden.

3.7.7 Zusammenfassung des Kapitels über psychosomatische Störungen im Bereich von Stoffwechsel und Hormonen

Es gibt keine Störung im Bereich von Stoffwechsel und Hormonen, die man isoliert nur als reine psychosomatische Krankheit ansehen könnte. Eine Ausnahme stellt in gewissem Sinne die Anorexia nervosa dar, die vordergründig einer intensiven Psychotherapie bedarf. Aber auch bei der Anorexia nervosa liegen erhebliche organische Veränderungen vor, die nicht übergangen werden dürfen.

Grundsätzlich liegen bei allen aufgezählten Störungen organisch faßbare Veränderungen vor. Dies gilt für die Hyperthyreose, den Diabetes, die Amenorrhoe, die Anorexia nervosa, die Fettsucht und die Nebennierenstörungen.

Die Behandlung richtet sich ganz besonders auf die organischen Komponenten der Störungen.

Im psychischen Bereich hat man Identitätsprobleme und Störungen in der Akzeptierung der eigenen sexuellen Rolle gefunden.

Wenn Psychopharmaka eingesetzt werden, so sollen sie helfen, die Regulationen des Stoffwechsels und der Hormone wieder zu normalisieren und die störenden Einflüsse aus dem psychischen Bereich auszuschalten.

4 Diagnostisches Vorgehen

Nachdem bei den einzelnen Krankheitsbildern schon diagnostische und therapeutische Hinweise gegeben wurden, sollen in diesem Kapitel nochmals alle diagnostischen Schritte zusammengefaßt werden.

Grundsätzlich kann man davon ausgehen, daß mit dem ersten Gespräch zur Anamnese auch schon die Therapie anfängt. Man kann also das diagnostische Vorgehen nicht vom therapeutischen trennen.

Der Vorgang läuft dann folgendermaßen ab:

Frage nach den Beschwerden
genauer Zeitpunkt des Beschwerdebeginns
Lebensituation bei Beschwerdebeginn
lebensgeschichtlicher Rückblick
Gesamtpersönlichkeit

Demnach muß das Gespräch über die Symptomatik allmählich auf diesen Zeitpunkt gelenkt werden, an dem die Beschwerden zum ersten Male auftraten. Dieser Zeitpunkt ist wichtig, da er diejenige Situation markiert, zu der es dem Patienten nicht mehr möglich war, seine Konfliktspannungen in einem Gleichgewicht zu halten. Es ist der Zeitpunkt, an dem die Überleitung der psychischen Konfliktenergie ins Somatische begann. Er kennzeichnet den Vorgang der Somatisierung. Der intrapsychische Druck muß so stark geworden sein, daß als einziges Ventil nur noch die Somatisierung übrig blieb.

Dadurch, daß man sich mit dem Patienten über die Lebenssituation zum Zeitpunkt des Beschwerdebeginns unterhält, bekommt man als Untersucher ein Bild von der Gesamtpersönlichkeit. Dabei wird ein Stück Lebensgeschiche aufgedeckt.

Wer als Arzt etwas Gespür für psychische Hintergründe hat, wird psychosomatische Zusammenhänge schnell finden.

Durch das Gespräch entwickelt sich eine Möglichkeit, Konfliktsituationen zu erkennen, die ursächlich oder auslösend für das funktionelle Beschwerdebild verantwortlich gemacht werden können.

Dieses Gespräch ist aber auch wichtig für den Patienten, da er die psychische Komponente seines Störungsbildes bisher nicht erkannt hat und erst durch die Besprechung der Lebenssituation zum Zeitpunkt des Beschwerdebeginns auf psychosomatische Zusammenhänge aufmerksam wird.

Der untersuchende Arzt muß besonders darauf achten, daß der Patient in seinen Ausführungen nicht immer wieder auf die Schilderung seiner Beschwerden zurückkommt. Da zunächst die funktionellen Organbeschwerden und nicht die psychischen Konflikte im Vordergrund stehen, neigt jeder Patient dazu, seine körperlichen Beschwerden von allen Seiten und immer wieder in anderen Variationen zu beschreiben.

Wichtige Zwischenfragen des Arztes zur Hinführung des Patienten auf den psychischen Kern seines Beschwerdebildes:

- Wie haben Sie sich damals gefühlt, als die Beschwerden erstmals auftraten?
- Warum kamen die Beschwerden gerade damals?
- Das muß ja schlimm für Sie gewesen sein!
- Das muß doch irgendeinen Grund gehabt haben!
- Lassen Sie uns überlegen, woher das kommt!

Wenn sich der untersuchende Arzt Zeit nimmt, vielleicht 10 bis 15 Minuten, kann er dem Patienten helfen, von der Beschreibung der funktionellen Symptome auf die Besprechung von möglichen Konflikten umzuschalten, also von der somatischen auf die psychische Ebene.

Der Patient muß ein Konfliktbewußtsein bekommen. Er muß selbst einsehen lernen, daß hinter seinen körperlichen Beschwerden seelische Konflikte stehen können. Außerdem muß er akzeptieren, daß seelische Konflikte zum normalen Leben gehören.

Von besonderer Bedeutung ist für jeden Patienten mit psychosomatischen Beschwerden die Erkenntnis, daß alles, was aus dem Bewußtsein und dem Erleben verdrängt wird, sehr leicht im Körperlichen wirksam wird. Diese körperliche Erkrankung ist dann sozusagen „Stellvertreter" des ungelösten Konfliktes.

Da körperliche beziehungsweise organische Störungen in der Gesellschaft wesentlich eher anerkannt werden als seelische, wird die Tendenz zur Somatisierung, also die Entwicklung von funktionellen Organbeschwerden, sehr begünstigt. Daher ist es auch gut zu verstehen, wenn der betroffene Patient zunächst zögert, die seelischen Ursachen seiner Störung anzuerkennen. Es muß darauf hingearbeitet werden, daß seelische Konflikte nicht als Disqualifizierung angesehen werden.

Um den Weg der Krankheitsentwicklung von der psychischen Problematik zur funktionellen Organstörung besser zu erklären, kann man auch das vegetative Nervensystem als Interpretationshilfe anwenden. Bekanntlich werden alle automatischen Vorgänge der Körperregulation über das autonom arbeitende vegetative Nervensystem gesteuert. Dieses System arbeitet automatisch, es ist also nicht willkürlich steuerbar. Allerdings gibt es direkte Einflüsse von der Hirnrinde zum vegetativen Zentrum (Abb. 4).

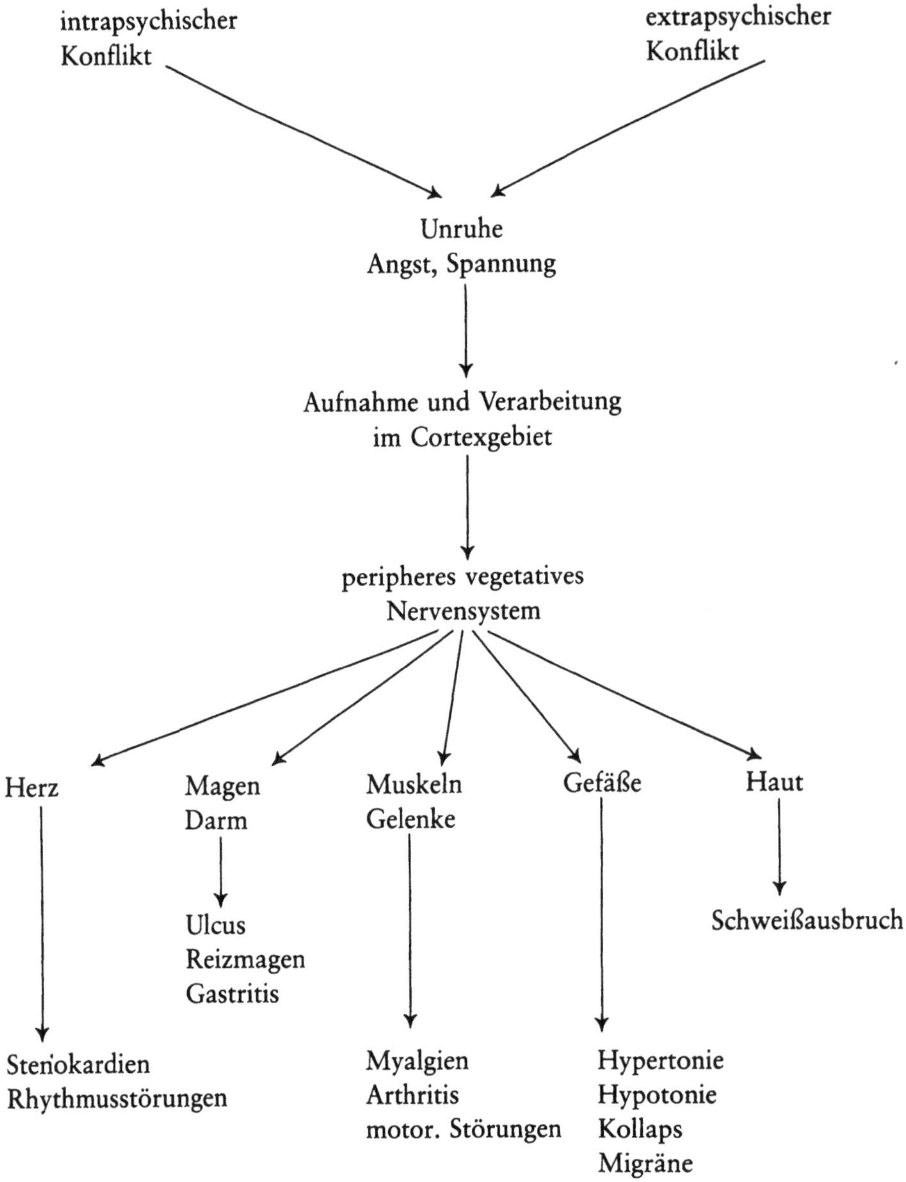

Abb. 4 Entwicklung psychosomatischer Störungen

Über die Interpretation einer vegetativen Fehlsteuerung ist es letzten Endes möglich, einem Patienten mit funktionellen Organbeschwerden zu erklären, warum man keinen pathologischen Organbefund erheben kann und warum die Ursache der Beschwerden im psychischen Bereich liegen muß.

Mit Hilfe des vegetativen Nervensystems (Sympathicus und Parasympathicus) kann man schließlich alle psychosomatischen Krankheitsabläufe erklären:

Verkrampfung	**der Gefäße**
	am Herzen mit Beklemmung
	am Kopf mit Migräne
	generalisiert mit Hypertonie
Verkrampfung	**der Bronchien**
	mit Asthma
Verkrampfung	**der glatten Muskulatur**
	am Magen-Darm-Trakt mit Magendruck, Koliken, Obstipation, Diarrhoe oder Meteorismus
Verkrampfung	**der Skelettmuskulatur**
	mit Myalgien und Gelenkbeeinflussung
Verkrampfung	**der glatten Muskulatur**
	im Urogenitalbereich mit Dysurie, Reizblase, Pelipathia und Kohabitationsbeschwerden.

Die organisch anmutenden Beschwerdebilder, die anfangs im Vordergrund der Betrachtung stehen, können zum Teil sehr allgemein ausgedrückt werden. Gelegentlich klagen psychosomatisch gestörte Patienten nur über allgemeine funktionelle Organbeschwerden:

- Druck in der linken Brustseite
- Atemnot
- Bauchschmerzen
- Muskelschmerz
- Unterleibsschmerzen

Zeitweise herrschen aber auch echte psychovegetative Erscheinungen vor:

- Schweißausbruch
- Herzklopfen
- Mattigkeit
- Schlafstörungen
- Appetitlosigkeit

Eine weitere Stufe in Richtung der Somatisierung ist erreicht, wenn funktionelle Beschwerden an einzelnen Organen spezifiziert auftreten:

- Stenokardie
- Gastritis
- Ischialgie
- rezidivierende Cystitis
- Colitis

Die letzte Stufe der Spezifität im psychosomatischen Störungssystem wird unter dem Begriff der echten psychosomatischen Krankheit zusammengefaßt und bezeichnet folgende Bilder (nach WHO):

psychogenes Asthma
psychogenes Ulcus
psychogene Colitis ulcerosa
psychogene Colica mucosa
psychogene Urtikaria
psychogene Dermatitis

Somit kann man in der Praxis eine Rangeinteilung psychosomatischer Störungen durchführen:

funktionelle Organbeschwerden
als leichteste Form einer psychisch ausgelösten organischen Symptomatik
psychovegetative Störungen
mit Auswirkung der psychischen Spannung auf allgemeine vegetative Funktionsbereiche
allgemeine psychosomatische Störungen
mit Auswirkung der psychischen Spannung auf verschiedene Organsysteme
spezifische psychosomatische Krankheiten
mit Auswirkung der psychischen Spannung auf ganz spezifische Organsysteme, wobei eine Disposition im organischen und eine Fehlentwicklung oder Erkrankung im seelischen Bereich (u. a. neurotische Entwicklung) angenommen wird

Bei leichten funktionellen Beschwerden und bei diffusen psychosomatischen Störungen kann man ohne weiteres versuchen, an den auslösenden Konfliktbereich heranzukommen, indem man nach dem Zeitpunkt des ersten Auftretens der Symptome fragt. Wenn sich allerdings herausstellt, daß eine neurotische Entwicklung aufgedeckt wird, sollte die weitere Exploration und die daraus folgende Behandlung einem Psychotherapeuten überlassen werden.

Neurotische Zeichen lassen sich einerseits daran erkennen, daß die Berührung eines Konfliktbereiches Zusammenhänge mit frühkindlichen Prägungen und Entwicklungsstörungen aufdeckt. Es zeigen sich dann meist in der gesamten bisherigen Entwicklung immer wiederkehrende sogenannte Brückensymptome, die darauf hindeuten, daß sich eine neurotische Fehlhaltung durch das ganze Leben zieht, diese aber erst durch ein auslösendes Ereignis manifest wurde. Derartige Auslöse-Ereignisse nennt man Versuchungs- und Versagungssituationen.

Bei derartigen Abläufen sollte also nur mit guten psychotherapeutischen Kenntnissen weitergeforscht werden.

Ähnliche Einschränkungen gelten auch für den Fall, daß sich beim untersuchenden Arzt selbst eine ablehnende Haltung im Sinne einer negativen Gegenübertragung entwickelt. In einer derartigen Situation ist der neurotische Mechanismus unter Einbeziehung des Arztes voll im Gange. Auch hier sollte ein Psychotherapeut eingeschaltet werden.

Schließlich gibt es noch eine dritte Situation, bei der eine spezifische psychotherapeutische Weiterbehandlung empfehlenswert ist: Wenn sich bei der Berührung von Konfliktbereichen beim Patienten übermäßig starke Affekte entwickeln, die entweder psychisch in Erscheinung treten oder sich durch Verstärkung der körperlichen Beschwerdesymptomatik bemerkbar machen.

Die eben beschriebenen Situationen, die zur Einschränkung der Explorationsmöglichkeit durch den Hausarzt führen, liegen zum Beispiel vor, wenn sich bei psychosomatischen Beschwerden am Herzen eine Herzphobie herausstellt oder bei chronischen Darmstörungen mit Diarrhoe eine Colitis ulcerosa.

Bei allen funktionellen Organbeschwerden, bei schweren vegetativen Regulationsstörungen und allgemeinen psychosomatischen Krankheitsbildern kann auch der Hausarzt wertvolle Hilfe leisten, wenn er selbst ein Gespür für die Psychogenese und die Psychodynamik hat, die hinter den einzelnen Beschwerdebildern stecken.

Die häufigsten Ursachen bei psychosomatischen Störungen:
zurückgehaltene Aggression
ungenügende Selbstbehauptung
reduzierte Ausdrucksfähigkeit
unausgelebte Spannung

Wenn es erst einmal über die Somatisierung zur psychosomatischen Störung gekommen ist, dann hat man folgende Situation vor Augen:

Vorherrschen von organisch anmutenden Störungen
Nichtbeachtung der psychischen Komponente
Nichtansprechen auf organisch ausgerichtete Therapie
Chronifizierung funktioneller Krankheitbilder
Unnötig hohe Dosierung von Medikamenten
Fixierung des Patienten auf die „somatische Schiene“

5 Therapie-Ansätze

Bei psychosomatischen Störungen, wie sie in dieser Darstellung verstanden werden, sind vielseitige Therapieansätze möglich. Man kann nicht grundsätzlich davon ausgehen, daß alle psychosomatischen Störungen nur psychotherapeutisch durch Einbeziehung tiefenpsychologischer Methoden behandelt werden müssen. Bei einem großen Teil derartiger Krankheitsbilder, zum Beispiel bei den funktionellen Beschwerden und den leichteren psychosomatischen Störungen, läßt sich ein günstiger Einfluß durch Zuwendung zum Patienten, großzügigeres Zeitangebot, Solidarisierung mit dem Patienten und lockeres Arbeiten auf einer vertrauensvollen Gesprächsebene gewinnen.

Voraussetzung ist allerdings immer, daß sich der behandelnde Arzt Zeit nimmt.

Praktisch gesehen bedeutet dies, daß der Arzt sich eine begrenzte Zahl von Patienten aussucht, die ihm für eine gute Zusammenarbeit geeignet scheinen. Ihnen müßte er dann einige Sondertermine einräumen, an denen er ein Gespräch von 15–20 Minuten Dauer durchführen kann.

Während dieser Zeit bietet er sich als fragender und zuhörender Partner mit freischwebender Aufmerksamkeit an. Aufkeimende Spannungszustände mit Unruhe kann er durch suggestive Maßnahmen wie Autogenes Training oder ähnliche Verfahren abfangen.

Sehr zu empfehlen wäre für den in dieser Richtung interessierten Arzt, sich einer Balintgruppe anzuschließen, in der er unter fachkundiger Leitung seine Haltung gegenüber Problempatienten durchsprechen kann. Somit wäre ein Stück Supervision gewährleistet.

Schließlich wird das therapeutische Feld noch abgerundet durch den Einsatz von Psychopharmaka. Gerade die psychosomatischen Krankheiten bieten die Möglichkeit, das gesamte Spektrum der Therapie von einfachen Gesprächen über Psychotherapie bis zum Medikament einzusetzen.

Das therapeutische Vorgehen sieht demnach zusammengefaßt folgendermaßen aus:

- **Das Gespräch ausgehend von der auslösenden Situation**
- **Schaffung eines vertrauensvollen Arbeitsbündnisses durch optimale therapeutische Haltung des Arztes**
- **Hinführung des Patienten zu einem Psychogeneseverständnis durch Umschaltung von der somatischen auf die psychische Ebene und durch Aufdeckung von psychischen Konflikten**

Fortsetzung s. S. 69

- **Autogenes Traning oder ähnliche körperorientierte Psychotherapieverfahren zur Entspannung der Organsysteme und zur psychischen Entspannung**
- **Kontrolle der Therapie durch Mitarbeit des Arztes in Balintgruppen**
- **Medikamentöse Therapie durch Einsatz von Psychopharmaka in gezielter Form**

Im Gespräch entsteht ein Spannungsfeld zwischen Arzt und Patient. Diese Atmosphäre kann positiv ausgenutzt werden auf dem Weg zur Erkennung von bisher unbewußten intrapsychischen Spannungen. Die Beziehung zwischen Arzt und Patient kann außerdem genutzt werden, um einen Vergleich zu früheren lebensgeschichtlichen Konflikten zu finden. Bei vielen Gesprächspunkten kann die Frage wichtig sein, ob der Patient früher eine ähnliche Situation schon einmal erlebt oder empfunden hat.

Nach S. Freud kann eine Symptombildung verschwinden, wenn es im Gespräch gelingt, über mögliche verursachende traumatische Erlebnissituationen zu sprechen.

Wenn der Patient zum Sprechen kommt, ist der wichtigste Schritt zur Therapie getan.

Man kann den Patienten zunächst einmal frei sprechen lassen. Schon dies wird ihm nicht sofort gelingen, da er ja zur Somatisierung seiner Beschwerden neigt. Somit wird er innere Spannungen und emotionale Tendenzen nicht ohne weiteres ausdrükken können. Er wird vielmehr dazu neigen, seine körperlichen Beschwerden aus ständig wechselnder Sicht zu beschreiben. Dann muß der Arzt wichtige Zwischenfragen stellen, um den Patienten auf emotionale Zusammenhänge hinzuführen:

- Wann haben die Beschwerden angefangen?
- Wie lief damals Ihr Leben ab?
- Was hatte sich um diesen Zeitpunkt herum ereignet?
- Spielte eine Person oder ein Erlebnis damals eine besondere Rolle?
- Wie fühlten Sie sich, bevor die Beschwerden begannen?

Man muß immer daran denken, daß der psychosomatisch Kranke kein Gespür für eine psychische Verarbeitung von emotionalen Vorgängen hat. Er denkt und reagiert fast ausschließlich auf der somatischen Ebene. Daher sind ihm die aufzudeckenden Konflikte nicht immer bewußt. Dies ist der Grund, warum der behandelnde Arzt durch vorsichtige Fragen – nie durch Ratschläge oder Feststellungen – auf diesen Bereich hinführen muß.

Besonders gut gelingt der Einstieg in die psychische Problematik, wenn suggestive Verfahren, wie zum Beispiel das Autogene Training eingesetzt werden. Das Autogene Training bietet die Möglichkeit, direkt auf die willkürliche Muskulatur und ihre Durchblutung Einfluß zu nehmen. Dies wirkt bei einer Vielzahl von funktionellen körperlichen Beschwerden sehr lindernd, besonders bei Muskelverspannungen und bei Rheuma.

Darüberhinaus wird bei erfolgreicher Anwendung des Autogenen Trainings ein beruhigender und entspannter Einfluß auf das vegetative Nervensystem ausgeübt, womit der Weg vom somatischen zum psychischen Bereich schon ein gutes Stück bewältigt wäre.

Auf Grund der bisherigen Darstellungen kann man die therapeutischen Schritte folgendermaßen einteilen:

- Körperliche Untersuchung:
  Dabei stellt sich heraus, daß sich abgesehen von den echten psychosomatischen Störungen keine organisch faßbaren Symptome finden lassen.
- psychische Exploration:
  Aktives Zuhören, gelegentlich steuerndes Eingreifen durch Fragen, die den emotionalen Bereich beim Patienten berühren.
- Beschwerden ernst nehmen:
  Verständnis zeigen, keine Wertungen bringen, keine Deutungsversuche machen (gilt nicht im Rahmen der eigentlichen psychotherapeutischen Arbeit), keine Kritik.
- Patienten zum Sprechen bringen:
  Der Arzt soll nur fragen, nicht beraten; auf Fragen des Patienten sollte der Arzt mit Gegenfragen antworten und dem Patienten damit deutlich machen, daß es ausschließlich auf seine Einstellung ankommt.
- Patienten sprechen lassen:
  Nur bei Zeitüberschreitung den Patienten unterbrechen und steuern; keine Ratschläge geben, keine Lösungsangebote durch den Arzt.
- Verbalisierung der Konflikte:
  Die auslösende Situation beim Patienten darstellen lassen und klären; im Laufe der Gespräche Einstellung des Patienten spiegeln, das heißt mit eigenen Worten wiederholen und emotional begleiten. Nachfragen, damit der Konflikt vom Patienten erkannt wird.
- Hilfestellung bei der Wahrnehmung seelischer Konflikte:
  Patient braucht Auseinandersetzung mit sich selbst; Beispiele des Arztes können helfen; der Patient muß wissen, daß Konflikte zum normalen Leben gehören.
- Umschaltung von der somatischen auf die psychische Ebene:
  Der Patient muß selbst erkennen, daß hinter den körperlichen Beschwerden seelische Konflikte stehen können; seelische Konflikte dürfen nicht als Disqualifizierung angesehen werden.
- Einsatz von Entspannungsübungen:
  Erlernen des Autogenen Trainings, Durchführung von Bewegungs- und Entspannungsübungen, Musiktherapie, Biofeedbackverfahren.
- Stabilisierung des Patienten und gegebenenfalls Unterstützung mit einem geeigneten Psychopharmakon:
  Der Patient muß in die Lage versetzt werden, eine eigene Lösung im psychischen Bereich zu finden; er muß ein Konfliktbewußtsein bekommen; ein medikamentöses Therapieangebot muß in die spezifische Situation des Patienten passen.

Obwohl die medikamentöse Therapie unter den einzelnen Störungsbildern aufgeführt wurde, sollen nachfolgend nochmals die wichtigsten Grundsätze für den Einsatz von Psychopharmaka aufgezählt werden.

Als oberster Grundsatz gilt:

Nicht sofort Tranquilizer einsetzen!

Die Hauptgruppe unter den Tranquilizern bilden die Benzodiazepine. Barbiturate und Meprobamate werden als Beruhigungsmittel nicht mehr anerkannt und pflanzliche Stoffe fallen wegen ihrer schwachen Wirkung nicht so stark ins Gewicht, obwohl sie in letzter Zeit wegen ihrer Ungefährlichkeit wieder mehr bevorzugt werden.

Die zur Zeit im Handel befindlichen Benzodiazepine:

ADUMBRAN
ALBEGO
CONTAMEX
DEMETRIN
FRISIUM
LEXOTANIL
LIBRIUM
NOBRIUM
PRAXITEN
TAFIL
TALIS
TAVOR
TRANQUIT
TRANXILIUM
TRECALMO
VALIUM

Gewöhnungsgefahr bei labilen Patienten beachten!

Die Benzodiazepine haben seit ihrer Einführung glänzende Erfolge aufzuweisen. Sie sind praktisch untoxisch und lassen sich über die Dosierung gut steuern. Sie mildern störende Symptome wie Unruhe und Angst. Damit bieten sie sich als schnelle und unmittelbare Hilfe für Patienten mit akuter psychischer Dekompensation an. Auch für einen scharf begrenzten Zeitraum können Benzodiazepine eingesetzt werden, wenn das Ende der Therapie zeitlich gut abzusehen ist.

Sie eignen sich dagegen nicht für länger bestehende und nur langsam zu verändernde Befindlichkeitsstörungen.

Ganz besonders gefährlich ist der Einsatz von Benzodiazepinen bei labilen, zur Abhängigkeit neigenden Patienten. Da der Hausarzt meist eine gute Übersicht und

Information über die Persönlichkeitsstruktur und den Lebenswandel seiner Patienten hat, kann er sicherlich von vornherein die gefährdeten Patienten von einer Therapie mit Benzodiazepinen ausschließen.

Da sich die Tranquilizer also nicht zum Einsatz für eine Langzeittherapie eignen und gerade bei längerer Verordnung die Gefahr einer Gewöhnung mit sich bringen, müssen für den psychosomatisch Kranken andere Medikamente eingesetzt werden, wenn es darum geht, Konfliktspannungen abzubauen, besonders wenn sie durch das Gespräch aktiviert worden sind.

Die hier erforderlichen Medikamente müssen zunächst einmal angstlösend und beruhigend wirken. Andererseits dürfen sie nicht müde machen und keine Abhängigkeit auslösen. Darüberhinaus muß der Einsatz vom Arzt gut steuerbar sein. Auch muß eine längere Einsatzdauer vertretbar sein, ohne daß es zu einer emotionalen Abflachung oder zu einer Gleichgültigkeit beim Patienten kommt.

Diese Forderungen werden von den Neuroleptika erfüllt. Folgende Präparate sind zur Zeit im Handel:

mehr sedierend ↙	mehr antipsychotisch ↘
ATOSIL	AOLEPT
PROTACTYL	DECENTAN
DIPIPERON	JATRONEURAL
EUNERPAN	ORBINAMON
MELLERIL	ORAP
TAXILAN	DAPOTUM; LYOGEN
TARACTAN; TRUXAL	IMPROMEN; TESOPREL
NEUROCIL	FLUANXOL
INOFAL	HALDOL
DOMINAL	TRIPERIDOL
MEGAPHEN	GLIANIMON
CIATYL	IMAP
ESUCOS	
PSYQUIL	

Keine Suchtgefahr!

Für den Einsatz bei psychosomatischen Störungen können aus der großen Zahl von Neuroleptika folgende Präparate nach praktischer Erfahrung hervorgehoben werden:

▶ IMAP 1,5 mg:	alle 8 Tage 1 Amp. i. m.
▶ FLUANXOL 0,5 mg:	morgens u. mittags 1 Drag.
▶ FLUANXOL-DEPOT 0,5 ml:	alle 14 Tage 1 Amp. i. m.
▶ ORAP 1 mg:	morgens 1 Tabl.
▶ MELLERIL RETARD 30 mg:	morgens 1 Tabl.

Keine Suchtgefahr!

Durch diese Neuroleptika wird nicht nur die Konfliktspannung gemildert, die das funktionelle Syndrom unterhält, sondern auch die emotionale Reaktion, die möglicherweise durch die Berührung bisher unbewußter Konflikte entsteht.

Ein großer Vorteil dieser Präparate, die als hochpotente Neuroleptika vorwiegend niedrig dosiert angewendet werden, ist die Tatsache, daß sie dem Patienten nicht seine Aktivität nehmen, ihn nicht müde machen und zum Teil sogar seine Deprimiertheit günstig beeinflussen. Dadurch kann der Patient besser als bisher an seine Konflikte herangehen. Folglich bietet sich dem Arzt die günstige Gelegenheit, den Patienten als aktiven Gesprächspartner in die therapeutischen Gespräche einzubeziehen.

Bei deutlichem Vorherrschen von Angst besteht die Möglichkeit, BESPAR einzusetzen, welches angstlösend wirkt und keine Gewöhnungsgefahr in sich birgt:

▶ **BESPAR: bis zu 3 x 5 mg täglich**

Nebenwirkungen und unangenehme Begleiterscheinungen sind bei BESPAR und den oben genannten Neuroleptika relativ gering und selten. Man sollte jedoch an die Möglichkeit von extrapyramidalen und dyskinetischen Symptomen denken. Sie sind übrigens bei der hier vorgeschlagenen und angewendeten Dosierung fast nie zu befürchten.

Nach einer Einsatzzeit von etwa 2 Monaten muß vom behandelnden Arzt abgeklärt werden, ob überhaupt noch Medikamente gebraucht werden oder ob sie zumindest reduziert werden können. In dieser Zeit haben sich Arzt und Patient gewöhnlich mehrmals zusammengesetzt und sind der psychischen Ebene des Krankheitsbildes meist schon ein Stück näher gekommen. Die Vertrauensbasis und das Arbeitsbündnis zwischen Arzt und Patient haben sich gefestigt, so daß die weiteren Gespräche möglicherweise ohne Medikament fortgeführt werden können.

Es darf jedoch nicht vergessen werden, daß eine Ausweitung der Gespräche schon einer echten Psychotherapie entspricht, was spezifische Kenntnisse voraussetzt.

Hinter vielen psychosomatischen Symptomen entdeckt man nach eingehenden Gesprächen depressive Grundstörungen. Es können sich aber auch als Folge der Gespräche depressive Reaktionen entwickeln, wenn dem Patienten das Bewußtmachen von Konflikten unangenehm wird.

Hier bietet sich parallel zu den Gesprächen der Einsatz von Antidepressiva an.

Folgende Medikamente sind im Handel:

mehr aktivierend	mehr sedierend
JATROSOM	LUDIOMIL
PERTOFRAN	NOVERIL
NORTRILEN	ANAFRANIL
TOFRANIL	LAROXYL; SAROTEN UND TRYPTIZOL
VIVALAN	EQUILIBRIN
FEVARIN	IDOM
GAMONIL	THOMBRAN
TRAUSABUN	TOLVIN
	STANGYL
	APONAL U. SINQUAN

Keine Suchtgefahr!

Als neutrale Antidepressiva, die zwar stimmungsaufhellend wirken, dagegen aber nicht müde machen und andererseits auch nicht zu stark den Antrieb steigern, sind hervorzuheben:

▶ VIVALAN:	morgens u. mittags ½ Tabl., evtl. auch jeweils 1 Tabl.
▶ TRAUSABUN:	morgens u. mittags 10 mg, evtl. morgens u. mittags 25 mg.
▶ NOVERIL RETARD:	morgens ½ Tabl., evtl. morgens 1 Tabl.

Keine Suchtgefahr!

Verständlicherweise werden die aktivierenden und antriebssteigernden Antidepressiva nicht so häufig zum Einsatz kommen, da sich bei der Berührung von Konfliktbereichen eher Spannung und Angst entwickeln als Apathie und Antriebsminderung.

Demnach kann sich eher eine Situation entwickeln, wo man dem Patienten helfen muß, neben seiner Niedergeschlagenheit auch seine Unruhe, seine Spannungen und seine Schlafstörungen zu beseitigen.

Für einen derartigen Fall eignen sich folgende Mittel:

▶ LAROXYL, SAROTEN, TRYPTIZOL:	abends 10 mg, evtl. steigern auf 25–50 mg
▶ APONAL, SINQUAN:	abends 10 mg, evtl. steigern auf 25 oder 50 mg abends
▶ TOLVIN:	abends 10 mg, evtl. steigern auf 30 oder 60 mg abends
▶ LUDIOMIL:	abends 25 mg, evtl. steigern auf 50 oder 75 mg abends
▶ THOMBRAN:	abends ½ Tabs, evtl. steigern auf 1 bis 2 Tabs

Keine Suchtgefahr!

Der große Vorteil bei den Antidepressiva liegt darin, daß sie nicht abhängig machen und daß sie je nach ihrer Zusammensetzung mehr aktivierend oder sedierend wirken.

Als Nebenwirkung und Gefahr muß bei den trizyklischen Stoffen (das sind quasi alle älteren Präparate) auf ihre kardiotoxische Wirkung hingewiesen werden. Eine Ausnahme bilden hier Vivalan, Fevarin, Thombran und Tolvin.

Ihren Vorteil haben die Antidepressiva aber grundsätzlich darin, daß sie nicht zudeckend, sondern stimmungsaufhellend und somit aufbauend wirken, was einer Therapie bei psychosomatisch Kranken sehr dienlich ist.

Die bisher aufgezeigten Therapie-Ansätze lassen deutlich erkennen, daß man als Arzt breitbasig vorgehen muß. Das bedeutet, daß ein an der Therapie dieser Störungen interessierter Arzt alle therapeutischen Möglichkeiten ausschöpfen muß. Diese Möglichkeiten reichen vom einfachen Gespräch über Entspannungsverfahren bis zum Einsatz von Psychopharmaka.

Gerade die psychosomatischen Störungen zwingen oft zum Einsatz der ganzen therapeutischen Palette in ihrem Zusammenspiel.

Immer gilt es, dem Patienten zu helfen, seine psychischen Empfindungen in der Gegenwart und aus der Vergangenheit zu beschreiben, kennenzulernen und nochmals zu erleben. Diese emotionale Verarbeitung ist bekanntlich bei psychosomatisch Kranken gestört.

Wenn ein bisher unbewußter Konflikt aktualisiert und erstmals emotional empfunden wird oder wenn durch die Erkenntnis eines vorliegenden Konfliktes Spannungen auftreten, besteht die Chance für den Patienten, im psychischen Bereich Spannungen abzubauen, so daß sie nicht mehr ins Somatische abgleiten können.

Dabei bedarf der Patient einer vertrauensvollen Hilfe durch den Arzt im Rahmen eines stützenden Gespräches. Meist wird auch der Einsatz von Psychopharmaka erforderlich. Diese Medikamente machen oft ein psychotherapeutisches Vorgehen erst möglich.

Es kommt aber letzten Endes entscheidend auf den Arzt an:

- Er muß dem Patienten als Mensch gegenübertreten.
- Er muß den Patienten akzeptieren.
- Er muß zuhören können.
- Er muß Interesse für psychosomatische Zusammenhänge haben.
- Er muß selbstkritisch sein und seine Grenzen kennen.

Sokrates erzählt im Dialog „Charmides“ von einem thrakischen Arzt, der zum Thema Psyche und Soma folgendes sagt:

Das ist ja gegenwärtig der Fehler, den die Menschen begehen; daß manche versuchen, nur für eines von beiden Ärzte zu sein.

Literatur

Übersichten und grundlegende Literatur

Alexander, F.: Psychosomatische Medizin. De Gruyter, Berlin, 1971.

Balint, M. u. E.: Psychotherapeutische Techniken in der Medizin. Bern, Stuttgart, Wien: Huber u. Klett 1962.

Boss, M.: Einführung in die Psychosomatische Medizin. Huber, Bern, Stuttgart, 1954.

Bräutigam, W., P. Christian: Psychosomatische Medizin, Thieme, Stuttgart, 1981.

Brede, K.: Einführung in die Psychosomatische Medizin. Klinische und theoretische Beiträge, Fischer, Frankfurt, 1974.

Cremerius, J.: Zur Theorie und Praxis der Psychosomatischen Medizin, Suhrkamp, Frankfurt, 1978.

Freud, S.: Gesammelte Werke. Studienausgabe. Bd. 1–10. Fischer, Frankfurt, 1969 (Conditio Humana).

Groddeck, G.: Psychoanalytische Schriften zur Psychosomatik. Limes, Wiesbaden, 1966.

Hahn, P. (Hrsg.): Psychosomatik. In: Kindlers Psychologie des 20. Jahrh. Neuauflage Bd. 1 und 2, Beltz, Weinheim u. Basel, 1983.

Hahn, P. (Hrsg.): Psychosomatische Medizin. Wiss. Buchgesellschaft, Darmstadt, 1985.

Hau, T. F. (Hrsg.): Psychosomatische Medizin in ihren Grundzügen. Hippokrates, Stuttgart, 1973.

Hoffmann, S. O., G. Hochapfel: Einführung in die Neurosenlehre und Psychosomatische Medizin. Schattauer, Stuttgart, New York, 1984.

Jores, A.: Praktische Psychosomatik. Huber, Bern, Stuttgart, Wien, 1981.

Klußmann, R.: Psychosomatische Medizin. Eine Übersicht. Springer, Berlin, Heidelberg, New York, 1986.

Luban-Plozza, B., W. Pöldinger: Der psychosomatisch Kranke in der Praxis. Springer, Berlin, 1980.

Mitscherlich, A.: Krankheit als Konflikt. Suhrkamp, Frankfurt, 1975.

Petzold, E., A. Reindell: Klinische Psychosomatik. Quelle & Meyer, Heidelberg, 1980.

Platon: Charmides (Frühdialoge) Ges. Werke. Bibliothek der Alten Welt. Artemis, Zürich, Stuttgart, 1960.

Quint, H.: Psychosomatische Syndrome. In: Psychiatrie der Gegenwart. Bd. 2, Teil 1, S. 587. Springer, Berlin, Heidelberg, New York, 1972.

Schur, M.: Zur Metapsychologie der Somatisierung. In: Brede, K.: Einführung in die Psychosomatische Medizin. Fischer, Frankfurt, 1974.
Schwidder, W.: Grundsätzliches zur Entstehung psychosomatischer Krankheiten. Z. Psychosom. Med. Psychoanal. 5, (1958) 283.
Schwidder, W.: Psychoanalyse und Psychosomatische Medizin. In: Fortschritte der Psychoanalyse. Hogrefe, Göttingen, 1968.
Stephanos, S.: Analytisch-psychosomatische Therapie. Huber, Bern, 1973.
Stokvis, B.: Psychosomatik. In: Handbuch der Neurosenlehre und Psychotherapie. Deuticke, Wien, 1959.
Uexküll, Th. v. (Hrsg.): Lehrbuch der psychosomatischen Medizin. Urban & Schwarzenberg, München, Wien, 1981.
Weizsäcker, V. v.: Körpergeschehen und Neurose. Enke, Stuttgart, 1947.
Weizsäcker, V. v.: Der Gestaltkreis, Thieme, Stuttgart, 1950.
Wesiack, W.: Grundzüge der Psychosomatischen Medizin. Beck, München, 1974.
Zepf, S.: Zur Theorie der Psychosomatischen Erkrankung. Fischer, Frankfurt, 1973.

Spezielle Literatur

Balint, M.: Der Arzt, sein Patient und die Krankheit. Klett, Stuttgart, 1970.
Bräutigam, W.: Pathogenetische Theorien und Wege der Behandlung in der Psychosomatik. Nervenarzt **45** (1974) 354–363.
Cremerius, J.: Die Prognose funktioneller Syndrome. Enke, Stuttgart, 1968.
Deter, H. C., S. Lenkeit, P. Becker v. Rose, W. Rapp: Die Bedeutung des psychosozialen Hintergrundes für Diagnose und Therapie von Patienten einer allgemeininternistischen Station. Praxis Psychother. Psychosom. **24**, (1979) 213–230.
Freud, A.: Das Ich und die Abwehrmechanismen. Kindler, München, 1959.
Groddeck, G.: Das Buch vom Es. (Geist und Psyche) Kindler, München, 1975.
Liesenfeld, R.: Eine neue Dimension in der Therapie psychosomatischer und psychovegetativer Dysfunktionen. Schwerpunktmedizin **7** (1984) 51–53.
Liesenfeld, R.: Psychosomatische Störungen (Tabellen für die Praxis) Folge 1: Ursachen, Erscheinungen, Therapie. Folge 8: Schlußbetrachtungen. Fortschr. Med. **103** (1985) 989–990. Fortschr. Med. **104** (1986) 358–359.
Mirsky, J. A.: Körperliche, seelische und soziale Faktoren bei psychosomatischen Störungen. Psyche **15** (1961/62) 26.
Mitscherlich, A.: Die Chronifizierung psychosomatischen Geschehens. Psyche **15**, (1961/62).
Ockel, H. H.: Zur „Differentialdiagnose" Funktionelles Organsyndrom – Neurose. Z. Psychosom. Med. Psychoanal. **14** (1968) 248–257.
Schultz, J. H.: Das Autogene Training. Thieme, Stuttgart, 1973.
Schultz-Hencke, H.: Lehrbuch der analytischen Psychotherapie. Thieme, Stuttgart, 1965.

Stephanos, S.: Objektpsychologisches Modell auf der Basis der französischen psychoanalytisch-psychosomatischen Konzepte. In: Psychosomatik Bd. 1 (Kindlers Psychologie des 20. Jahrh.) Beltz, Weinheim, Basel, 1983.

Weintraub, A., R. Battegay, D. Beck, G. Kaganas, F. Labhardt, W. Müller (Hrsg): Psychosomatische Schmerzsyndrome des Bewegungsapparates. Schwabe, Basel 1975.

Zander, W.: Beitrag zur Verifizierung der spezifischen Konfliktverarbeitung bei psychosomatischen Krankheitsbildern. Medicine et Hygiene **34** (1976) 152–154.

Sachregister

Bei Fragen zur Produktsicherheit wenden Sie sich bitte an:
If you have any questions regarding product safety,
please contact:

Walter de Gruyter GmbH
Genthiner Straße 13
10785 Berlin
productsafety@degruyterbrill.com